CONTRIBUTION A L'ÉTUDE

DES

# KYSTES HÉMATIQUES



# DU MÉSENTÈRE

PAR

Le Dr Z. ROQUES

LYON
A. REY, IMPRIMEUR-ÉDITEUR DE L'UNIVERSITÉ
4, RUE GENTIL, 4
—
1900

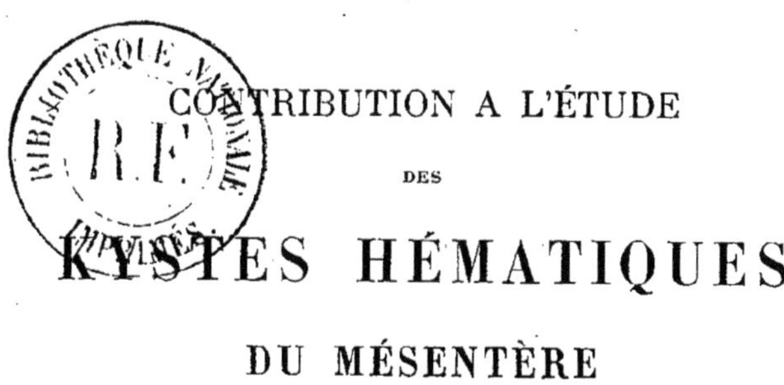


CONTRIBUTION A L'ÉTUDE

DES

# KYSTES HÉMATIQUES

## DU MÉSENTÈRE

# CONTRIBUTION A L'ÉTUDE

DES

# KYSTES HÉMATIQUES

# DU MÉSENTÈRE



PAR

Le Dr Z. ROQUES

LYON

A. REY, IMPRIMEUR-EDITEUR DE L'UNIVERSITE

4, RUE GENTIL, 4

1900

A MES PARENTS

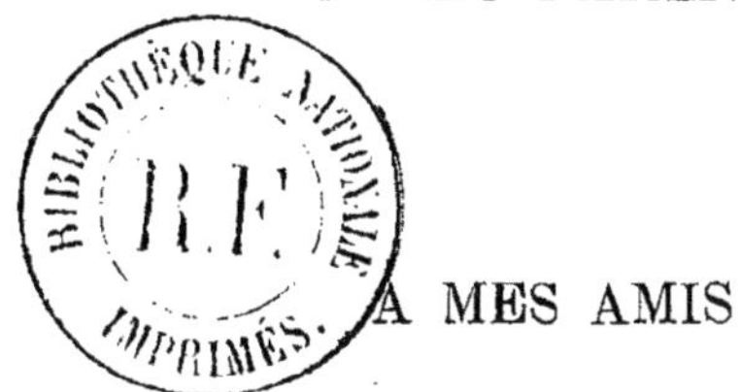


A MES AMIS

**A mon Président de Thèse**

M. LE PROFESSEUR SOULIER

Professeur de thérapeutique à la Faculté de Médecine,
Médecin honoraire des Hôpitaux,
Membre correspondant de l'Académie de Médecine.

A M. LE MÉDECIN-MAJOR RUOTTE

Répétiteur à l'École du Service de Santé Militaire.

A M. LE DOCTEUR MIQUEL-DALTON
*de Cauterets.*

A M. LE MÉDECIN PRINCIPAL JULIE
Médecin-Chef de l'Hôpital Militaire de Saint-Étienne.

AU Dr LUCIEN JULIÉ
Médecin Aide-Major au 38e Régiment d'Infanterie.

AU Dr JOSEPH LARTIGUE
Médecin des Colonies.

*Que M. le professeur Soulier nous permette de rendre hommage à son extrême bonté envers nous. Nous n'oublierons jamais l'accueil que nous avons reçu de lui : il nous a fait un très grand honneur en acceptant de présider la soutenance de notre thèse. Nous le prions de croire à notre très vive gratitude et d'agréer l'hommage de nos sentiments profondément respectueux.*

*M. le Médecin-Major Ruotte a bien voulu nous communiquer une observation inédite et nous donner ses conseils ; nous ne saurions en quelques lignes lui témoigner toute notre reconnaissance.*

*Nous sommes heureux de présenter ce travail à des maîtres dont nous avons particulièrement aimé l'enseignement : que MM. les professeurs agrégés Condamin et Vallas veuillent bien accepter l'assurance de notre respectueuse gratitude. A M. le professeur agrégé Bérard nous devons aussi de vifs remerciements.*

*Nous dédions ces pages à ceux à qui nous sommes lié par la reconnaissance et l'amitié ; nous leur disons une fois de plus qu'ils peuvent compter sur notre dévouement.*

*Nous avons trouvé à l'Ecole des chefs qui nous ont témoigné de l'intérêt : nous ne saurions trop, en particulier, remercier MM. les Médecins-Majors Braun et Patte.*

*Merci à nos amis, à qui nous devons les meilleures heures de notre séjour à Lyon. Merci à nos excellents camarades Baurrier et Metzger dont nous avons pu apprécier la grande cordialité.*

*Que MM. les adjudants Robert et Crabitès soient assurés de notre bon souvenir.*

# INTRODUCTION

Jusqu'à ce jour, les kystes hématiques du mésentère n'ont pas été l'objet d'un travail spécial. Plusieurs auteurs ont consacré seulement à ce genre de tumeurs quelques réflexions éparses dans les diverses littératures française et étrangère. Nous avons pensé, à l'occasion d'un cas observé par M. Ruotte, qu'il serait intéressant de recueillir et de rapprocher les opinions pour essayer d'établir les idées d'ensemble. Nous avons essayé de mettre en valeur quelques points spéciaux de l'histoire de ces kystes hématiques qui proviennent fréquemment des hématomes du mésentère ainsi que certains cas bien observés permettent de l'établir, pensons-nous, de façon suffisante.

Ces kystes, par leur étiologie, les symptômes qui les décèlent, ont une individualité clinique.

Nous ne nous occuperons pas des épanchements sanguins diffus intramésentériques comme ceux qu'ont signalés Isembart, Owen, Williams et Habersohn : les épanchements circonscrits nous paraissent pouvoir exclusivement donner naissance aux tumeurs qui nous occupent, tumeurs à parois fibreuses ayant un contenu évidemment sanguin.

Après avoir rappelé l'historique des kystes mésentériques et en particulier des kystes sanguins, nous exposerons les données étiologiques et anatomiques que les observations ont fournies.

Essayant d'indiquer des notions cliniques précises, nous établirons le diagnostic. Nous terminerons par l'examen des méthodes opératoires aboutissant en dernière analyse à l'adoption d'un traitement de choix.

---

CONTRIBUTION A L'ÉTUDE

DES

# KYSTES HÉMATIQUES

## DU MÉSENTÈRE

---

## HISTORIQUE

L'évolution de la question des kystes mésentériques présente trois phases indiquées par M. Augagneur dans sa thèse d'agrégation.

A la première période se rattachent les noms d'anciens auteurs qui ont publié sur les kystes du mésentère des observations manquant de précision et où il n'est pas possible de distinguer la nature de ces tumeurs. Cette phase est dépourvue d'intérêt, aussi nous n'y insisterons pas.

Après la découverte des chylifères, par Aselli, en 1822, toutes les affections du mésentère furent rapportées à des lésions des lymphatiques et des ganglions. Portal ensuite entreprit d'étudier leur développement et leur symptomatologie. Valleix, d'après ses travaux, fut amené à conclure que ces tumeurs relevaient toujours d'un mauvais état général. A ces noms se rattachent des travaux évidemment importants, mais qui ne fournissent pas de renseignements précis au point de vue de la question qui nous occupe. Ainsi se trouve constituée la seconde phase que nous appellerons période médicale, comme les auteurs.

Avec Péan et Tillaux commence la période chirurgicale. En 1880, Péan, dans son *Traité des tumeurs abdominales* consacre un chapitre aux kystes du mésentère et publie une observation de kyste hématique. Collet, élève de Tillaux, en 1884, s'occupe de cette question et, à l'aide de données expérimentales, contribue à l'explication de la formation et du développement des kystes entre les feuillets mésentériques. Puis, la thèse d'agrégation de M. Augagneur, les publications de Hahn, en Allemagne, Spencer Wells, en Angleterre, Bianchi, en Italie, viennent éclairer le sujet.

Plus près de nous, Delmez, Arckion, Deffains dans leurs thèses sur les kystes du mésentère, leur consacrent quelques phrases. En 1892, Braquehaye dans sa monographie discute les modes d'intervention usités en s'appuyant sur les résultats obtenus.

Depuis cette époque les auteurs français et étrangers ont publié dans les journaux quelques documents. A l'occasion d'observations de kystes sanguins du mésentère, Frentzel, Lauenstein, Rudolf Ullmann, en Allemagne, essaient de définir la symptomatologie et le diagnostic de ces tumeurs. Frentzel reprend particulièrement la discussion du traitement de ces affections. Puis paraissent quelques articles de Berkeley, en Angleterre, Binaud et Gross en France. Ces auteurs sont les derniers qui nous aient puru s'intéresser à la question qui nous occupe.

# CHAPITRE PREMIER

## FRÉQUENCE. — ÉTIOLOGIE

Les faits de kystes hématiques de l'*abdomen* ne sont pas rares. M. Augagneur dit dans sa thèse :

« Nous aurions pu écrire avec ces faits un chapitre assez étendu ; une considération nous a arrêté : « Si les faits « cliniques sont nombreux, les faits anatomiques le sont « infiniment moins. »

Cet auteur cite comme exemple les cas de Bristowe et Albutt. « Mais la lecture de ces observations, dit-il, laisse toujours un doute dans l'esprit. Il est presque impossible d'affirmer que le kyste siégeait certainement dans le mésentère, et les autopsies sont encore trop peu nombreuses pour que leur comparaison avec les faits cliniques permette un diagnostic rétrospectif. »

En effet, dans les cas de Bristowe, Albutt, Menziès, la laparotomie n'avait pas été faite ; on s'était contenté de la ponction qui avait bien mis en évidence la nature hématique du kyste, et à part quelques récidives, avait à la longue donné des résultats : la constatation *de visu* manquait donc, bien que l'on pût établir cliniquement l'existence d'un kyste intramésentérique. Au fond, il ne fallait pas trop s'étonner de ne pas en voir dans la science des cas plus nombreux en 1886 : beaucoup étaient assurément passé inaperçus et l'on ne pouvait les découvrir avec quelque certitude qu'après la mise en pratique journalière de l'antisepsie qui devait donner seule aux interventions intra-abdominales une innocuité relative, augmentant du même coup l'audace des chirurgiens. A la lumière des faits que leurs opérations ont établis, il semble que l'on puisse conserver dans la classe des kystes sanguins intramésentériques les cas anciens qui paraissaient douteux à ceux qui les étudièrent.

Lorsque l'on rapproche les opinions des auteurs sur la fréquence des kystes sanguins, on s'aperçoit que, de leur part, tout est choix et interprétation. Bianchi, en 1891, compte 9 cas de kystes sanguins sur 95 cas de kystes de nature diverse ; l'année suivante, Braquehaye mentionne 25 cas sur 104 en considérant avec eux les kystes séreux d'origine hématique. Bianchi compte au nombre des siens celui de Richet que l'autopsie démontra être un kyste sanguin du petit épiploon, rejette le cas de Lannelongue, Isambart, Owen Williams, Haberson et même celui de Spencer Wells, généralement cité comme exemple par les auteurs. Par contre, il admet les faits de Bristowe, Menziès, Talley et quelques cas de Bérard ; nous repousserons à notre tour ces derniers, car il y est question d'hématomes consécutifs au taxis. Braquehaye compte assurément au nombre des cas qu'il cite des faits où il est nettement question d'hémorragies survenues dans des kystes séreux ou chyleux ; une observation de Demons en est un remarquable exemple ; ces faits méritent d'entrer dans une catégorie à part, dont nous ne nous occupons pas, pas plus que de ceux dont il fut question à la Société médicale de Londres : ces hémorragies mésentériques ou mésocoliques paraissent reconnaître une cause médicale (altérations cardiaques, tuberculose) et deux des observations seulement sont intéressantes en ce qu'elles montrent l'influence favorisante de l'effort.

Les kystes sanguins paraissent plus fréquents chez la femme que chez l'homme à en juger par nos observations (six hommes pour onze femmes). Braquehaye pense à l'égalité de proportion dans les deux sexes et c'est le traumatisme qu'il invoque à l'appui de son assertion. Si le traumatisme règle la fréquence, on ne peut songer à établir un principe absolu.

La grossesse ne paraît pas avoir influé sur la production de ces tumeurs.

Chez les hommes, il est rationnel d'attribuer un rôle aux métiers pénibles, car ils exposent aux traumatismes.

Les kystes hématiques sont rares dans l'enfance et l'adolescence ; on les trouve surtout pendant la jeunesse et l'âge mûr.

Les observations ne donnent pas sur les antécédents des malades des détails suffisants pour qu'il soit permis de constater l'influence de conditions spéciales à chaque individu.

Dans quelques cas une constitution pénible a été incriminée. Il est fort difficile et quelque peu imprudent d'apporter de telles assertions, l'état de dépérissement que l'on observe chez les malades étant beaucoup plus souvent un résultat qu'une cause.

Plusieurs de nos observations affirment nettement l'origine traumatique. Depuis longtemps les auteurs lui attribuent l'importance qu'elle semble mériter. M. Augagneur dit à propos des kystes sanguins de l'abdomen, bien qu'il vise plus particulièrement les kystes mésentériques : « La première cause, la mieux établie est le traumatisme », et il cite à l'appui le cas de Lannelongue. Ils pourraient aussi d'après Arékion, « exceptionnellement résulter d'un effort ou d'une maladie par gêne circulatoire » : il faisait allusion aux cas la Société de Londres. Il est très difficile de mettre en évidence le rôle des efforts violents, bien qu'ils nous paraissent en avoir un incontestable ; le plus souvent on n'en garde pas le souvenir, alors qu'un traumatisme même léger est accusé de tous les méfaits.

Dans l'observation de M. le Médecin-major Ruotte, le traumatisme et l'effort se trouvent associés : le jeune soldat dont il est question était vigoureux, exerçait la profession de boulanger, et ce n'est qu'à l'occasion d'un exercice de gymnastique assez violent, son ventre ayant porté sur la barre fixe, que l'hématome mésentérique apparut. C'est un cas comparable à ceux de Crespi et Bianchi ; chez l'un des sujets il s'agissait d'un coup de timon dans le ventre, chez l'autre d'une chute sur un tonneau.

Chez les femmes on note assez rarement un traumatisme direct dans les antécédents des malades ; il est signalé dans le cas d'Ulmann. Dans un cas de Duret il détermina une hémorragie dans un angiome, dans l'observation de Hahn que nous avons cru rapporter ; malgré les interprétations de ce chirurgien, il avait produit un véritable hématome kystique.

En somme, chocs directs, efforts violents peuvent être accusés, quelque variable que soit la façon dont ils agissent. Richet reconnaissait l'origine traumatique des kystes sanguins : il présentait un jour à ses élèves un malade exerçant une profession pénible (il était charretier) porteur dans l'hypocondre droit d'une tumeur kystique ; elle n'était point, de l'avis de ce grand clinicien, de nature hydatique, et il n'hésitait pas à invoquer comme cause un de ces « traumatismes qui sont oubliés plus tard parce qu'on ne les a pas considérés tout d'abord comme sérieux » : on pratiqua la ponction qui fit découvrir « du sérum, de l'albumine et des globules rouges ».

## CHAPITRE II

### ANATOMIE PATHOLOGIQUE

Nous n'avons point trouvé de cas où l'on signale l'existence simultanée de plusieurs kystes hématiques du mésentère.

Leur volume est variable selon l'époque à laquelle on les observe et les stades de leur développement ; on les compare dans les observations à un œuf de poule, à une mandarine, à une tête de fœtus, à une tête d'adulte ; le cas de Péan montre qu'ils peuvent s'accroître de façon à remplir tout l'abdomen.

Quant à leur forme, elle a été étudiée et fixée expérimentalement ainsi que le siège par le Dr Marchand et Collet à l'amphithéâtre. Nous ne saurions mieux faire que rapporter leurs tentatives : « Nous avons injecté du mésentère, soit avec de l'air, soit avec du suif. Dans une première expérience, nous avons placé une canule à injection entre les deux feuillets mésentériques, au niveau de l'émergence de l'artère mésentérique supérieure du suif a été injecté. Malheureusement, malgré les ligatures faites autour de la canule, le mésentère a cédé près de ces ligatures, et l'injection n'a pu être poussée avec beaucoup de force. Malgré ce contretemps, nous avons obtenu un kyste allongé, gros comme un œuf, situé à la racine du mésentère et décollant les deux feuillets entre deux plicatures. Cette injection fusait entre d'autres départements artériels sans cependant dépasser la limite des premières arcades anastomotiques.

« Dans une seconde expérience où nous avions pris soin de placer des pinces à forcipressure autour de la canule, nous avons, en suivant le même procédé opératoire, poussé une injection de suif plus avant entre les deux feuillets. Le kyste formé était plus volumineux mais sa forme était la même, c'est-à-dire allongée ; ici, cependant nous avons obtenu une tumeur bilobée, provenant probablement d'une rupture qui s'était produite entre les plicatures : l'injection parvenait ici jusqu'à l'intestin.

« Enfin, dans une troisième injection avant laquelle nous avions pris soin de déplisser une partie du mésentère nous avons obtenu une tumeur siégeant entre les plicatures, ayant empiété en certains endroits sur le bord intestinal : ce qui est remarquable, c'est que plus on se rapproche de l'intestin, plus les parties injectées sont séparées les unes des autres par des étranglements successifs, répondant toujours aux plicatures mésentériques et donnant comme aspect une succession de petites tumeurs appendues à une première beaucoup plus volumineuse.

« Disons enfin qu'une injection d'air considérable et poussée avec une grande force ne pouvait séparer les deux feuillets du mésentère d'une manière complète, si ce n'est entre les plicatures et surtout au niveau du pédicule mésentérique.

« De ces quelques expériences nous nous sommes cru autorisé à tirer les conclusions suivantes : les feuillets mésentériques sont surtout décollables au niveau du pédicule ; le décollement reconnaît pour limites les espaces compris entre les départements artériels et les plicatures. Plus le réseau artériel est resserré par ses plicatures nombreuses (c'est-à-dire vers le bord intestinal), plus le décollement devient difficile et ne se fait plus que par départements, toujours limités par ces plicatures. Enfin, la pénétration est d'autant plus facile que les vaisseaux ont été préalablement injectés.

« Il n'est pas utile de multiplier outre mesure ces expériences, donnant toujours le même résultat, c'est-à-dire un décollement facile au niveau de l'entrée de la mésentérique supérieure, devenant au contraire limité, partiel, dans les points avoisinant la portion, godronnée en manchette du mésentère. »

Bien qu'il soit difficile et dangereux d'établir un parallèle rigoureux entre les faits expérimentaux et les faits cliniques, ces conclusions paraissent devoir être admises particulièrement lorsqu'il s'agit d'hématomes kystiques et les faits publiés depuis le jour où elles furent formulées (Bianchi, Ruotte, etc.) semblent leur donner une nouvelle force.

L'examen anatomique du kyste sanguin, pratiqué dans plusieurs cas nouveaux, nous permet de nous faire une idée d'ensemble de leur constitution. On peut leur reconnaître une enveloppe externe, qui n'est autre que le feuillet séreux du mésentère plus ou moins épaissi, une paroi propre plus ou moins fibreuse, qui paraît se développer à la longue; elle renferme les vaisseaux. Dans le cas de Potherat, elle est signalée comme extrêmement friable, mais on manque de renseignements sur la façon dont avait évolué ce kyste. Dans l'examen que fit Bollinger, il est dit « que la couche la plus résistante de la paroi, était composée de faisceaux conjonctifs solides, parsemés de nombreuses cellules rondes et parcourus par quelques traînées capillaires lymphatiques et sanguines. En dedans de celle-ci venait une couche de tissu de *formation nouvelle*, présentant des fibrilles nombreuses et ténues avec des cellules rondes et des vaisseaux sanguins à mince paroi. La couche la plus interne était constituée par un filet de fibres conjonctives associées dans les mailles duquel se trouvaient des globules sanguins. » Entre ces deux membranes peut exister, comme le montre l'observation de Bianchi, du tissu conjonctif avec des amas de cellules rondes. Ne faut-il pas voir dans ces descriptions, les phénomènes d'organisation du caillot ?

La paroi présente des inégalités à l'intérieur, les amas fibrineux étant plus considérables en certains points que dans d'autres, inégalités quelquefois perceptibles par la palpation. La distinction entre ces diverses fonctions est affaire d'histologistes. Entre elles existent le plus souvent des adhérences qui créent à l'extirpation de sérieuses difficultés et, comme il est impossible de les prévoir et de reconnaître leurs limites, le praticien fera bien de ne pas entreprendre la décortication.

Le contenu de ces kystes est une bouillie de caillots et de liquide hématique. Les chirurgiens peuvent se prononcer le plus souvent sur la nature du contenu ; dans quelques cas, des examens chimiques, microscopiques, spectroscopiques, affirment de façon indéniable que l'on a affaire à du sang ; dans le cas de Binaud, le professeur Denigès a fait une analyse complète.

Dans le cas de Lannelongue, il était question d'une « poche sanguine du volume du poing dans le péritoine limitée par les anses de l'intestin grêle et le mésentère ; dans cette poche, sang noir et coagulé. Quelques fausses membranes recouvrent la poche en certains points. » Cet hématome siégeait certainement dans le mésentère, car le sang, libre dans la cavité péritonéale, suit les lois de la pesanteur et se porte vers les parties déclives. M. Augagneur dit dans sa thèse : « J'ai cru devoir le citer, parce qu'il fait entrevoir la possibilité de l'origine traumatique de certains kystes du mésentère. Cet hématome n'aurait-il pas pu devenir un kyste si la péritonite n'était venue précipiter les accidents ? » La question posée par cet auteur, en 1886, nous paraît pouvoir être résolue par l'affirmative, d'après les données apportées par les faits de Bianchi, Crespi, Ulmann, Gross, Lauenstein, Demons, Ruotte.

# CHAPITRE III

## SYMPTOMATOLOGIE

**Phénomènes de début.** — Le mode de début est essentiellement lié à la cause provocatrice, surtout lorsqu'il s'agit d'un traumatisme violent ; dans ce cas, le sujet lui-même y voit l'origine des accidents qu'il présente. Mais très souvent, il faut incriminer l'effort et ici la recherche des commémoratifs n'apprend rien au chirurgien ; le malade, la plupart du temps, n'en a pas gardé le souvenir.

Lorsqu'il s'agit de kystes du mésentère, quelle que soit leur nature, comme pour les tumeurs du sein, par exemple, un traumatisme insignifiant peut révéler leur existence en attirant l'attention du sujet ; il est quelquefois assez considérable pour pouvoir déterminer une hémorragie secondaire au voisinage d'une tumeur préexistante. Hahn a proposé cette interprétation pour le cas qu'il a publié ; il en est de même pour l'angiome de Duret. La cause traumatique fait découvrir alors du même coup le kyste sanguin et la tumeur.

Souvent, les malades s'aperçoivent de la présence d'une petite tumeur abdominale et ne s'en préoccupent que parce qu'ils la voient se développer ou lorsqu'elle vient à leur occasionner une gêne quelconque. Le plus souvent, ce sont des phénomènes du côté du tube digestif qui attirent l'attention. Les malades se plaignent de coliques, de constipation, de nausées, de vomissements, ils éprouvent parfois une douleur très violente qui survient après le repas ou à l'occasion de certains mouvements et les oblige à changer de position, ce qui les soulage quelquefois. Dans ces circonstances, une exploration attentive peut faire découvrir la présence de la tumeur. Mais il faut bien reconnaître que des symptômes aussi diffus sont capables d'égarer le chirurgien, et que, par suite, on a dû plus d'une fois laisser écouler un temps assez long avant de songer à la vraie cause de ces troubles. C'est ainsi que, dans un cas de Albutt des douleurs gastriques en imposèrent pour de la dyspepsie. Pour ces raisons, il est assez difficile de déterminer d'une façon précise ce que révèle l'examen physique : les commémoratifs seuls nous renseignent sur l'évolution du kyste pendant la période de début et sur les symptômes qui se sont manifestés dès cette époque.

A cette période, les vomissements paraissent avoir une origine réflexe, la tumeur n'étant pas assez volumineuse pour agir par compression. C'est à cette origine qu'il paraît logique de rapporter de même les troubles de la digestion stomacale. Les vomissements sont intermittents, fréquents pendant quelques jours, d'autres fois pendant quelques semaines; ils peuvent disparaître pendant une période plus ou moins longue. Certains malades n'ont que des nausées : chez le malade de Gross elles étaient fréquentes, régulières et survenaient après les repas. Richet, à propos d'un malade porteur d'un kyste hématique dans l'hypocondre droit, avait noté des symptômes de flatulence, apparaissant dans des conditions analogues.

La douleur est un symptôme à peu près constant. Elle peut exister à tous les degrés, et il se passe ici ce qui a lieu pour les autres affections : les douleurs violentes déterminent rapidement le malade à consulter celui dont il attend des secours, et elles contribuent pour une part réelle à la précocité du diagnostic. Dans le cas de Menziès, elles étaient intermittentes et plus fortes, la nuit, à cause du décubitus dorsal et de la compression probable du plexus solaire : le malade les faisait cesser par la position génupectorale ; elles atteignaient parfois une intensité telle que le malade se roulait dans son lit. Ces douleurs, de siège variable, s'irradient fréquemment dans les lombes et les cuisses. Elles surviennent quelquefois brusquement dans la station debout et surtout dans la marche, surprenant les sujets au milieu de leurs occupations et les obligeant à les interrompre. Elles paraissent alors reconnaître pour cause des tiraillements exercés par la tumeur sur les plexus nerveux mésentériques, telle est l'explication que donnait le professeur Tillaux à l'Académie de médecine à propos du malade qu'il avait observé avec Millard. Ces tiraillements expliquent la brusquerie de l'apparition des douleurs et l'influence qu'ont sur elles les mouvements, les efforts qui les font naître, les changements de position qui les soulagent ou les suppriment. Il est vraisemblable que la constipation n'est pas indifférente à la production des douleurs plus sourdes, plus supportables que l'on note dans la majorité des cas. Elle provoque alors des coliques vulgaires, dont le siège varie, d'où l'impossibilité pour le malade de le préciser ; des accalmies succèdent aux débâcles intestinales. La constipation a été notée dans la plupart des cas, elle existe à tous les degrés, elle est quelquefois interrompue par des crises de diarrhée. Il est aisé d'admettre qu'elle résulte d'un obstacle mécanique apporté au libre cours des matières dans l'intestin.

Quant à la prétendue dysenterie signalée dans deux observations, son existence n'a pas été constatée dans les nombreux cas de kystes du mésentère que nous avons pu parcourir. Nous penserions volontiers qu'il s'agissait très probablement d'entérite accompagnant les constipations chroniques. Chez le malade de Lauenstein, il y avait eu des selles sanglantes deux ans après le début qu'avaient marqué de la douleur, de la constipation et des vomissements. Dans le cas de Menziès, ainsi que dans celui de Bristowe, il était survenu une diarrhée noirâtre et visqueuse : la tumeur disparut après cette évacuation par l'intestin.

Douleurs plus ou moins violentes, constipation, vomissements alimentaires, bilieux ou même fécaloïdes, s'accompagnant de ballonnement du ventre et de cette expression particulière du visage que l'on constate fréquemment dans les affections de la séreuse péritonéale : il n'en fallait pas davantage pour que les chirurgiens en présence de pareils symptômes aient pensé quelquefois à la possibilité d'une occlusion intestinale aiguë. Dans plus de dix cas de kystes mésentériques, on a noté ce début à grand fracas. Ajoutons à la constatation de tels symptômes généraux un examen local parfois fort difficile et l'on comprendra qu'il faudrait avoir bien présente à l'esprit la notion de kyste du mésentère pour rapporter du premier coup les effets à cette cause. Comme les accidents peuvent continuer à se manifester, il faut dans tous les cas se tenir prêt à intervenir.

Il semble étonnant de ne pas rencontrer dans les cas où le kyste reconnaît une origine traumatique nette des signes généraux d'hémorragie interne. En effet, le sang qui s'épanche entre les feuillets mésentériques trouve devant lui des résistances ; celles-ci règlent la perte sanguine, la limitent, l'arrêtent en concourant à équilibrer la pression entre le sang de la poche nouvellement formée et le sang des vaisseaux. Ainsi paraît devoir s'expliquer la bénignité relative au point de vue immédiat de ces épanchements sanguins intramésentériques. Si, dans certains cas, comme celui de Lannelongue, ces épanchements sanguins ont pu causer la mort, c'est qu'il est venu se surajouter des lésions multiples du côté du péritoine ou des organes intra-abdominaux ; il faut du reste dans les cas de traumatisme grave rendre au shock la part qui lui revient dans l'apparition d'accidents mortels.

L'ascite peut venir, dès le début, masquer le tableau clinique, c'est ce qui se présenta dans le cas de Binaud. Il est bien évident que le premier devoir du chirurgien est de s'en débarrasser pour faciliter l'examen du malade. Chez le sujet de Binaud on avait tout d'abord cru à une cirrhose ; dans les débuts, si les sujets ont un mauvais état général, il est difficile d'établir le rôle respectif de l'irritation péritonéale et de la compression vasculaire dans la production de cette ascite.

**Période d'état.**— A la période d'état, la tumeur est au premier rang des préoccupations du malade et elle s'impose au chirurgien avec des caractères plus nets. Souvent les malades ne prêtent qu'une faible attention aux premiers symptômes qu'elle engendre, et ce n'est que le développement progressif de la tumeur qui les inquiète par-dessus tout. Le chirurgien doit s'informer de la façon dont celui-ci s'est effectué, le plus souvent il présente des périodes d'arrêt, après quoi la tumeur recommence à grossir rapidement. Cette évolution par saccades est un excellent indice, il faudra toujours la rechercher si les malades ne la signalent pas d'eux-mêmes.

A la question du développement est liée celle du point de départ : la tumeur a commencé à apparaître dans les régions supérieure et moyenne de la cavité abdominale, jamais dans le petit bassin où les fosses iliaques. Plus tard, en grossissant, elle gagnera les régions inférieures ; quelquefois les malades signalent ce déplacement apparent qui n'est le plus souvent pas autre chose qu'une augmentation de volume. Quand ces détails ne sont pas relevés et que la tumeur occupe toute la cavité abdominale on est exposé à faire une erreur de diagnostic, à diagnostiquer un kyste de l'ovaire ; l'erreur a été commise par Péan.

L'inspection révèle des signes importants. C'est d'abord l'augmentation de volume du ventre, le plus souvent elle est limitée, surtout au début. La voussure est plus accentuée à droite qu'à gauche et siège dans la région péri-ombilicale. Quand elle se trouve au-dessous du foie, on pourrait penser dans certains cas à un kyste hydatique de cet organe. Généralement la saillie constatée est ronde ou ovoïde à grosse extrémité dirigée en haut.

L'ascite peut cacher ces caractères, mais nous avons vu qu'elle était rare ; par conséquent il n'est pas utile d'insister sur la forme spéciale qu'elle imprime à l'abdomen. La cicatrice ombilicale peut être déplissée, s'il s'agit de kystes de volume considérable, le plus souvent elle ne se trouve pas modifiée. On peut étudier l'influence des mouvements respiratoires sur le déplacement de la tumeur et en apprécier l'étendue en marquant au crayon dermographique, comme l'a indiqué le professeur Tillaux, le point culminant de la saillie Dans les grandes inspirations, il peut se produire un changement dans les rapports de la tumeur avec la paroi, mais il est en général tout à fait insignifiant.

Chez les sujets maigres, on constate de véritables méplats de chaque côté de la saillie formée par la tumeur. La palpation est rendue difficile dans certains cas par l'embonpoint du sujet ou la tension de la sangle abdominale ; ces conditions spéciales peuvent motiver l'emploi du chloroforme qui permettra de faire une palpation profonde. Celle-ci renseigne plus exactement sur la forme de la tumeur, dont la vue avait déjà donné la sensation.

Quant au volume, il est fort variable, il dépend du reste du stade de développement auquel on observe la tumeur.

Les termes de comparaison que l'on rencontre le plus souvent dans la lecture des observations sont ceux de tête de fœtus, tête d'adulte. Dans l'évolution de la tumeur, il faut noter son accroissement rapide, par à-coups. Dans certains cas, on constate une diminution de volume coïncidant avec des évacuations intestinales de nature particulière.

La consistance de la tumeur peut présenter des caractères très divers, mollesse, rénitence, dureté ligneuse. Ils varient suivant l'état de son contenu et la tension à laquelle celui-ci est soumis. La fluctuation n'est pas un phénomène constant : dans le cas trouvé par Potherat, à l'amphithéâtre, elle existait isolément sans s'accompagner de sensation de flot ; certains points semblaient parcheminés, d'autres points plus mous, ce qui tenait à l'inégale répartition des caillots sanguins sur la paroi. Chez le malade de M. Ruotte, on avait toutes les sensations qu'aurait données un fibrome pur.

Ce que nous avons dit du point de départ de la tumeur nous dispense d'insister sur les données fournies quant au siège par la palpation. Dans les kystes de moyen volume elle permet de constater un signe auquel les chirurgiens ont attribué une valeur presque pathognomonique, c'est la variabilité du siège de la tumeur sous l'influence de l'exploration, c'est une excessive mobilité. Celle-ci peut exister dans les deux sens, vertical et transversal, ou dans l'un des deux à l'exclusion de l'autre ; elle semble cependant plus fréquente de droite à gauche. Les degrés de mobilité sont essentiellement liés au volume de la tumeur et à la présence d'adhérences avec les organes environnants. Abandonne-t-on la tumeur à elle-même, elle revient promptement à son siège primitif.

La palpation renseigne en partie sur les connexions de la tumeur avec les organes abdominaux ou pelviens ; la main pénètre derrière la symphyse pubienne, manœuvre que l'on peut faciliter en relevant le siège du malade ; elle passe aussi sous les fausses côtes et ne découvre pas de prolongements dans le flanc. L'exploration du rein et la recherche du ballottement montrent que cet organe n'est pas en question. Avec la palpation enfin on acquiert la certitude que la tumeur ne présente pas de battements ou que ceux-ci sont transmis, s'ils disparaissent lorsque l'on fait soulever la tumeur par un aide ; on n'y reconnaît non plus ni expansion ni frémissement d'aucune sorte.

C'est au professeur Tillaux que l'on doit les principales notions sur la percussion ; il faut la pratiquer légère et forte. La percussion légère montre l'existence d'une bande de sonorité traversant la matité environnante et permet de conclure à la présence d'une ou de plusieurs anses intestinales en avant de la tumeur. La percussion profonde met en valeur la matité kystique sous-jacente aux régions sonores. L'existence de ces signes dépend évidemment de la distension gazeuse de l'intestin dont la réplétion ou la vacuité complète les suppriment. Il était logique d'essayer de produire ces signes par la distension artificielle de l'intestin (Bianchi) au moyen d'injections gazeuzes directes ou d'injections de poudres gazogènes. On peut avoir recours, avec succès, à ces procédés. La mobilité de la tumeur fait évidemment varier la mobilité des zones de sonorité.

La percussion sert encore à fixer les limites de la matité kystique et montre que celle-ci est partout entourée de sonorité intestinale en haut, sur les côtés et en bas. La zone sonore sus-pubienne peut être plus difficile à mettre en évidence ; il faut alors relever le bassin par un procédé quelconque.

L'auscultation n'est qu'un moyen de contrôle, elle permettra d'entendre quelquefois des borborygmes en avant de la tumeur, au niveau des points de sonorité en écharpe.

On pourrait en dire autant du toucher vaginal et du toucher rectal. Le premier est surtout utile lorsque l'interrogation ne permet pas de découvrir une étiologie nette, le mode de développement exact de la tumeur. On doit aussi la pratiquer lorsque le volume du kyste atténue la valeur des signes que nous avons décrits. Il sera souvent très utile de combiner le toucher vaginal au palper abdominal.

Dans la période d'état, on trouve, persistant avec leurs caractères ou exagérés, la plupart des signes fonctionnels que nous avons décrits dans la période de début. Les divers troubles paraissent pouvoir être mis sur le compte de la compression directe des organes intéressés. La tumeur plus volumineuse agit mécaniquement sur l'estomac et l'intestin, d'où troubles des fonctions digestives, nausées, vomissements avec leur retentissement habituel sur l'état général, amenant de l'anémie, de l'affaiblissement. Les douleurs semblent, ainsi que l'indique Collet, tenir à une compression du plexus solaire, ce qui explique l'influence qu'a, au point de vue de leur exagération, le décubitus dorsal.

Elles possèdent ce caractère un peu spécial d'être, comme la tumeur, périombilicales. Ici encore le tableau de l'occlusion intestinale aiguë peut se trouver réalisé. On peut noter de la constipation, de la diarrhée sanguinolente à la suite de laquelle la tumeur peut rester affaissée pendant un certain temps. Les troubles respiratoires ne se voient que lorsque la tumeur a acquis un volume assez considérable. Il en est de même des troubles de la miction, fort rares d'ailleurs.

L'aménorrhée et la dysménorrhée que l'on peut quelquefois rencontrer comme symptômes précoces se montrent ici fréquemment ; elles semblent dues, d'après Braquehaye, soit à l'anémie des organes pelviens, par compression de l'aorte, soit à la pression directe sur les organes génitaux profonds.

L'ascite, l'œdème des membres inférieurs tenant aux compressions veineuses sont extrêmement rares. Baker-Brown et Duret les ont rencontrés chez leurs malades porteurs de kystes du mésentère de nature diverse.

Au point de vue de l'état général, le résultat produit à la longue par la présence de telles tumeurs kystiques est la cachexie. Bien qu'il y ait des différences individuelles, tenant à des conditions inappréciables pour nous, cette cachexie paraît en être l'aboutissant fatal. Au chirurgien de la prévenir.

La rupture spontanée du kyste sanguin a été signalée. Il est remarquable de voir que, dans les rares cas où l'on fit la ponction curatrice (Albutt et Menziès), les évacuations intestinales firent plusieurs fois disparaître la tumeur ; il est peut-être difficile d'établir une corrélation intime entre ces faits, mais nous avons cru devoir les rapprocher. Dans ces deux cas, ce mode de terminaison ne s'accompagna pas d'accidents ; mais il n'en est pas toujours ainsi, et, dans les observations de kystes mésentériques de Ducasset, de Sutherland, la péritonite par perforation, suivie de mort, jugea la rupture dans l'intestin.

Certains kystes sanguins sont découverts seulement à l'autopsie; peut-on se servir de ces faits pour dire que ces tumeurs étaient absolument latentes, comme dans les cas de Potherat et Crespi, qu'elles peuvent souvent évoluer sans symptômes ? Une telle conclusion nous semblerait fort peu logique.

---

# CHAPITRE IV

## DIAGNOSTIC

D'après les classiques, le diagnostic des kystes du mésentère serait des plus difficiles, parfois impossible ; certes, il y a des cas où il en est ainsi. Comme le dit Tillaux : « Une tumeur du mésentère arrivée au point de remplir la cavité abdominale ne présente plus de signes qui permettent d'en établir le diagnostic d'une façon précise. » Mais pour les cas dans lesquels il est faisable, le même auteur résume comme il suit les données qui pourront y conduire : « Une tumeur dont la partie culminante occupe à peu près le milieu du ventre, c'est-à-dire le mésogastre, dont les contours sont nettement limités, très mobile dans tous les sens et surtout de droite à gauche, recouverte par des anses d'intestin grêle, une semblable tumeur doit être rattachée au mésentère. »

Dans le *Traité de Delbet et Le Dentu*, Francis Villar s'exprime de la façon suivante : « Il est entendu que les signes capitaux des tumeurs du mésentère sont les suivants : tumeur médiane, pointant vers l'ombilic, très mobile, avec une zone de sonorité en avant et une autre la séparant du pubis. Si à ces signes locaux se joignent des accidents douloureux et des troubles digestifs, on peut affirmer avec de grandes chances de certitude que l'on a affaire à une tumeur de mésentère » ; plus loin il ajoute : « malheureusement ces signes n'ont pas une valeur absolue ».

De son côté, Frentzel, cherchant à différencier les kystes des lipomes du mésentère écrit : « Pour le chirurgien, le diagnostic du kyste du mésentère et du lipome est particulièrement difficile, car dans l'un et l'autre cas la douleur et la constipation sont des phénomènes dominants. Toutefois on ne saurait méconnaître que la douleur présente des caractères différents et ne se comporte pas de la même façon durant l'évolution de la maladie. La douleur causée par la présence d'un kyste mésentérique apparaît peu à peu et il existe un parallélisme évident entre l'intensité de la douleur et l'évolution de la tumeur. Tandis que dans le cas de lipome, étant donné le mode de développement, la douleur est moins paroxytique que continue. »

Il n'existe pas de signe pathognomonique de l'hématome kystique du mésentère : le diagnostic doit reposer sur l'ensemble des caractères physiques de la tumeur, sur la constatation des troubles fonctionnels, sur la marche de la tumeur et sur son étiologie ; si, en étudiant ces différents points, on constate *en même temps l'intégrité des autres organes abdominaux*, on aura de grandes chances pour aboutir à une solution exacte.

La première chose à faire consiste à localiser la tumeur : si celle-ci remplit tout l'abdomen, seuls les commémoratifs, en admettant qu'ils soient bien précis, pourront guider le clinicien, mais le dernier mot sera pour la laparotomie exploratrice, qui sera en même temps curatrice.

S'il existe de l'ascite, masquant la tuméfaction, une ponction sera tout d'abord nécessaire pour vider le péritoine et permettre de pratiquer la palpation.

1° La tumeur est intraabdominale, et la paroi est mobile sur elle ; elle est facile à limiter ;

2° Son siège est le mésogastre, dans une étendue plus ou moins considérable suivant son volume : la plupart du temps elle est un peu plus développée à droite ;

3° La mobilité est généralement considérable dans tous les sens, mais surtout de droite à gauche (dans le cas de Gross, la tumeur semblait rouler dans l'abdomen). On peut presque toujours latéralement faire dépasser la ligne médiane. Lorsque la tumeur n'est pas trop volumineuse, on peut la prendre sous les doigts et la soulever. Ajoutons cependant qu'on cite quelques rares cas où elle était immobile ; mais au début la mobilité avait existé ;

4° Cette tumeur, qu'on déplace si facilement, n'est pas influencée par les mouvements respiratoires.

5° A la percussion la tumeur est mate ou bien présente à sa surface une bande sonore due à la présence d'une anse intestinale. Tout autour d'elle on retrouve la sonorité normale de l'abdomen : jamais la matité ne se continue avec celle du foie ;

6° Les autres organes abdominaux foie, reins, organes génitaux de la femme, sont normaux et ne présentent aucun rapport avec la tumeur ;

7° Les troubles fonctionnels sont nuls ou consistent en douleurs et en phénomènes d'occlusion intestinale, constipations, nausées, vomissements ;

8° En employant le plan incliné suivant les conseils de Lejars, on constate que la tumeur n'a pas de tendance à abandonner le mésogastre.

De la constatation de ces signes on conclura avec beaucoup de vraisemblance au siège mésentérique de la tumeur.

Reste à en déterminer la nature.

Si elle est fluctuante, on conclura de suite à une tumeur liquide, kystique par conséquent, et si elle a succédé bien nettement à un traumatisme, si surtout elle s'est développée par poussées brusques, séparées par des intervalles de temps pendant lesquels elle restait stationnaire, on pourra conclure à un kyste à contenu sanguin.

La tumeur ne présentant pas de signe de fluctuation, on n'est pas autorisé pour cela à rejeter le diagnostic de kyste.

Si à la palpation on reconnaît une surface grenue, lobulée, une consistance élastique, si à ces signes s'ajoute la notion d'un développement lent, progressif, sans à-coups, sans rapports avec un traumatisme, on pourra songer à une tumeur solide, un lipome, puisque cette néoplasie est de beaucoup la plus fréquente.

Mais une tumeur dure, non rénitente, consécutive à un traumatisme, présentant un développement intermittent, par saccades, ne pourra être qu'un kyste hématique.

Quant à la ponction exploratrice comme moyen de

diagnostic, elle doit être absolument rejetée au même titre qu'elle l'est comme moyen de traitement à l'heure actuelle; d'ailleurs, outre les dangers qu'elle présente et que nous verrons à l'occasion du traitement, son efficacité diagnostique n'est pas absolue, témoin le cas de Winckel qui prit pour une tumeur solide intra-mésentérique un kyste de l'ovaire dont il avait retiré du sang par la ponction (Braquehaye); il serait indiqué au contraire, dans un cas douteux, de recourir à la laparotomie exploratrice qui permettrait un diagnostic direct et servirait en même temps au traitement.

## Pronostic.

Il est difficile d'établir le pronostic des kystes hématiques du mésentère abandonnés à leur marche naturelle; cependant on peut facilement supposer qu'il n'est pas indifférent pour un individu d'être porteur d'une tumeur qui peut grossir de façon à remplir l'abdomen dans sa presque totalité, qui peut amener des symptômes graves d'occlusion intestinale, qui est exposée à se rompre soit spontanément, soit sous l'influence d'un choc extérieur.

On ne peut guère compter sur une guérison naturelle, par ouverture de la poche dans l'intestin et sa rétraction après évacuation de son contenu; c'est un heureux hasard lorsque cette terminaison se produit, mais on ne peut ni la prévoir, ni la provoquer.

Le pronostic d'un hématome kystique du mésentère judicieusement traité est bénin, comme on pourra en juger après l'exposé du traitement.

## CHAPITRE V

### TRAITEMENT

Les méthodes de traitement employées contre les kystes hématiques du mésentère sont les mêmes que celles dont on a usé envers tous les kystes qui y siègent, quelle qu'en soit la nature ; elles sont au nombre de trois : la ponction, l'extirpation et la marsupialisation.

La ponction a été appliquée tout d'abord par Panas au traitement des kystes du mésentère ; chez son malade, il put constater cinq ans après que la guérison se maintenait ; chez le malade de Menziès, il n'y eut pas de récidive et on observa seulement à longue échéance des douleurs par crises. Notons cependant qu'une première ponction fut impuissante à vider la poche et qu'il fallut recommencer quelques jours plus tard. Chez le malade de Bristowe, la tumeur réapparut avec tous ses caractères deux mois après la ponction et l'on dut recourir de nouveau à ce traitement.

C'est mieux encore dans le cas d'Albutt : il fit trois ponctions en quinze jours, la guérison se maintint quelque temps, puis la tumeur se reconstitua, et enfin disparut par évacuation de son contenu dans l'intestin.

Spencer Wells pratiqua la ponction après la laparotomie, ce qui était plus chirurgical ; il nettoya la poche kystique et referma la plaie abdominale : sa malade devint rapidement cachectique et succomba un mois après.

Les cas où la récidive pour des kystes chyleux ou séreux suivit la ponction et exigea la mise en œuvre d'un traitement plus radical sont nombreux dans la science, beaucoup de chirurgiens ayant usé tout d'abord de la ponction, en apparence plus innocente, plus facile à faire accepter que la laparotomie. Et cependant, ses dangers sont considérables en raison de l'adhérence fréquente d'une anse intestinale à la tumeur ; Werth et Lawson-Tait purent se convaincre, un jour, qu'ils auraient infailliblement blessé l'intestin s'ils avaient eu recours à la ponction ; de plus, sur la paroi kystique rampent souvent des vaisseaux nombreux et volumineux dont il faut redouter l'ouverture (dangers que signalent Delagenière et Richet) aussi bien, d'ailleurs, que celle de la paroi kystique elle-même ; quelquefois, en effet, la tension redevient considérable dans la poche et l'on doit craindre l'épanchement du contenu kystique dans les parties environnantes, une fois le trocart retiré : la péritonite peut en être la conséquence, ainsi que le montre un cas de Richet. La ponction, quand elle n'amène pas des accidents graves, donne des résultats incomplets : il faut donc la rejeter.

Voici la liste des principales observations de kystes hématiques du mésentère traités par la ponction :

**Albutt.** — Récidive après trois ponctions. Rupture du kyste dans l'intestin. Débâcle intestinale. Guérison. Le malade n'a été suivi que quatre mois.

**Bristowe**. — Deux ponctions à deux mois d'intervalle. Guérison se maintenant huit ans après.

**Menziès**. — Le malade avait été ponctionné deux fois et la tumeur avait récidivé. Rupture du kyste dans l'intestin. Débâcle intestinale. Guérison.

**Spencer Wells**. — Une seule ponction. Mort.

Restent deux modes d'intervention, l'un radical cherchant à réaliser la guérison d'un seul coup, l'extirpation ; l'autre moins brillant dans son exécution, plus lent dans son efficacité, mais faisant courir beaucoup moins de dangers, la marsupialisation ou fixation de la poche kystique à la paroi après incision et évacuation du contenu.

Malheureusement, l'extirpation présente des avantages surtout théoriques, car de multiples difficultés s'opposent à son emploi.

Elles tiennent surtout aux adhérences contractées par le kyste avec les parties voisines, les feuillets mésentériques dans lesquels il est inclus, et les anses intestinales. Il est impossible de prévoir ces adhérences dont le siège est fort variable, et une décortication commencée facilement peut devenir tout à coup extrêmement compliquée : dans ces conditions, Gross conseille de prendre rapidement un parti et il n'en reste plus qu'un, l'ouverture du kyste et la fixation de ses bords à la paroi : dans un cas de Péan, l'opération dura quatre heures et le résultat fatal ne se fit pas longtemps attendre.

Malheureusement, le schock abdominal se produit avec des opérations de moins longue durée et il est d'autant plus à craindre que le péritoine peut être irrité au voisinage de la tumeur, ce qui favorisera, comme l'a établi Tixier, l'apparition plus rapide de réflexes graves.

Les adhérences sont d'autant plus à craindre que l'on aura, avant de se décider à l'opération radicale, pratiqué plus de ponctions ; on sait, en effet, que celles-ci contribuent à les produire. Les manœuvres de clivage que l'on est obligé d'exercer contre les adhérences exposent à la rupture du kyste dans la cavité péritonéale. Terrillon admet la possibilité de cet accident et va jusqu'à craindre de léser directement l'intestin. Il est évident que les adhérences, en immobilisant le kyste, mettent certaines de ses faces hors de la portée du chirurgien et rendent pour ainsi dire impossible la décortication : nous n'y insistons pas.

Enfin, d'après les expériences de Marchand et Collet, le kyste peut siéger plus ou moins près de l'insertion vertébrale du mésentère : outre que cette situation l'éloigne du chirurgien, celui-ci s'expose, en décortiquant dans cette région, à agir sur le plexus solaire luimême ; dans un cas de Duret, les tiraillements sur le pédicule du kyste amenèrent la syncope pendant l'opération ; Robinson cite un cas de choc mortel qu'il attribuait à l'irritation directe du plexus. Des symptômes larvés de cette excitation ont été notés plusieurs fois : ils consistent en cyanose, diarrhée, vomissements, etc.

On n'extirpe pas de tumeurs kystiques du volume de celles qui nous occupent sans ouvrir des vaisseaux : la difficulté d'une hémostase rigoureuse doit engager l'opérateur à ne point céder aux séductions de l'intervention radicale.

La section des vaisseaux mésentériques doit être redoutée, et d'autant plus que l'on opère dans le voisinage plns immédiat de l'intestin ; elle amènerait infailliblement la nécrose de ses parois, la perforation et la péritonite secondaires.

Enfin les fautes d'asepsie peuvent avoir de graves conséquences puisque l'on opère au contact d'une immense surface lymphatique dont on ouvre les vaisseaux.

Comme dernier argument, rappelons la statistique de Braquehaye en ce qui concerne l'extirpation comme méthode de traitement des kystes du mésentère : sur vingt opérations pratiquées par ce procédé, il y a huit cas de mort, soit 60 pour 100 de guérison.

Ce n'est que dans le cas de kystes de moyen volume, dépourvus d'adhérences et suffisamment mobiles, ce dont on doit s'assurer par un examen attentif, que l'on a le droit de recourir à l'extirpation, dont les résultats opératoires sont plus rapides du fait de la réunion primitive ; encore faut-il apporter dans son exécution « un peu de patience, de douceur et d'expérience chirurgicales », ainsi que le dit Duret.

Voici les cas d'extirpation de kystes hématiques du mésentère avec leur résultat opératoire :

**Péan**. — Laparotomie médiane. Ponction. Extirpation très difficile. Mort par péritonite.

**Hahn**. — Laparotomie. Extirpation. Guérison.

**Lauenstein**. — Ponction exploratrice. Laparotomie. Extirpation difficile à cause des adhérences. Résultat non signalé sur l'observation.

**Groós**. — Laparotomie. Extirpation complète. Hémostase longue et minutieuse. Guérison.

Il nous serait facile de reprendre à l'actif de la marsupialisation, l'énumération des dangers de la méthode radicale, pour montrer qu'elle en est exempte : nous ne voulons pas y insister. De tous les reproches faits à l'extirpation aucun ne peut s'adresser à la marsupialisation, qui doit rester la méthode de choix. Nous avons dit en quoi consiste le procédé idéal.

Pratiquement, les chirurgiens qui y ont eu recours ont réalisé des variantes de son application dans les incisions et dans les temps opératoires.

On pratique généralement l'incision médiane ; mais, ce n'est pas là une règle absolue : Ullmann a fait la laparotomie latérale suivant la ligne para-sternale droite en commençant à deux doigts au-dessous du gril costal. Les incisions sont subordonnées, quant à leur siège et à leur étendue, à la situation et aux dimensions de la tumeur. Les incisions longues auront l'avantage de renseigner le chirurgien sur la possibilité d'une extirpation.

C'est au procédé en un temps qu'ont recours la plupart des chirurgiens. L'observation de Löhlein est la première en date qui mentionne l'emploi de ce procédé, parmi celles que nous citons.

Après incision de laparotomie médiane, sus et sous-ombilicale dans la majorité des cas, passant généralement à gauche de la cicatrice, on va reconnaître la tumeur, son volume, sa consistance, sa situation et ses rapports ; on peut apprécier quelquefois la tension du liquide qui s'y trouve contenu.

On cherche sur sa paroi un endroit dépourvu de vaisseaux pour y enfoncer le trocart, qu'il faut choisir de calibre suffisant pour n'avoir pas à craindre son oblitération par de la fibrine. On fait l'aspiration de façon à vider une grande partie de la poche ; lorsque l'on peut pincer ses parois, tout autour du point ponctionné, on n'a plus rien à craindre de la tension du liquide qui, dans le cas contraire, amènerait dès l'incision la brusque inondation du champ opératoire. Tout en le protégeant par des compresses de gaze stérilisée, on incise la poche et l'on évacue le contenu. Le doigt explorera ensuite les parois du kyste, et bien souvent il rendra compte des dangers de l'extirpation en constatant la présence de gros vaisseaux ; cette manœuvre aura, entre autres avantages, celui de renseigner le chirurgien sur la présence possible de cloisonnements, qu'il devra rompre pour éviter la récidive.

Si l'extirpation partielle ne paraît pas entourée de trop de difficultés, on pourrait, comme l'ont fait Löhlein et Bianchi, réséquer une partie de la poche, ce qui réduirait la cavité et abrégerait le temps nécessaire à la guérison ; mais c'est là un détail opératoire subordonné aux conditions spéciales au milieu desquelles on agit. C'est à cette conduite qu'il convient de s'arrêter aussi, lorsque dans une décortication l'on rencontre tout à coup de sérieux obstacles ; les dangers de toute sorte des interventions péritonéales de longue durée se trouveront ainsi écartés.

La suture des bords de la poche à la paroi abdominale peut se faire de deux façons. Plusieurs chirurgiens ont fait simplement la suture en masse ; d'autres, comme Carson, ont recours à la suture des bords de la poche au péritoine pariétal, fermant ainsi la cavité péritonéale, puis ils réunissent ces mêmes bords à la peau ; ces précautions opératoires ne paraissent pas avoir une très grande importance.

Lücke a pratiqué son intervention en plusieurs séances : après la laparotomie, il attira la tumeur au niveau de l'incision et sutura au péritoine pariétal et à la paroi abdominale le feuillet mésentérique. Il réduisit la longueur de l'incision abdominale à 8 centimètres. Deux jours après il fit la ponction exploratrice, et au quatrième jour l'incision de la tumeur au thermocautère. Il semble qu'il ne serait pas nécessaire de fractionner ainsi l'acte opératoire, et les chirurgiens qui d'emblée ont pratiqué l'ouverture et la suture ne s'en sont pas mal trouvés. Des sutures bien faites, après évacuation du kyste, paraissent suffisantes à protéger la cavité péritonéale et à produire les adhérences séreuses ; les créer à l'avance ne nous semble d'aucune utilité, aussi adopterons-nous de préférence le procédé en un temps.

Les précautions opératoires communes à toutes ces interventions consistent surtout en une asepsie rigoureuse, pendant l'opération et après elle, lorsque l'on s'occupera de la poche kystique. Nous ne croyons pas inutile de se souvenir que l'on a affaire à du sang plus ou moins modifié, lequel constitue pour les germes un excellent milieu de culture. La marsupialisation que Péan « appelle traitement par suppuration » doit se passer de cet adjuvant. Les lavages après l'opération ne seront donc pas inutiles : ceux qui les ont employés n'en ont eu aucun inconvénient, même en opérant avec des solutions relativement concentrées, comme l'a fait Bianchi. On peut employer le sublimé, l'acide phénique ou même tout simplement l'eau bouillie, l'action mécanique jouant un rôle important. Les mêmes manœuvres peuvent être renouvelées lors des pansements ou au premier signe de rétention.

Pour éviter celle-ci, on fera un drainage soigné au moyen de drains de caoutchouc, moyen souvent employé, qui donne entre autres avantages celui de faciliter les lavages ultérieurs ; on peut aussi de cette façon régler le drainage les jours suivants et le diminuer si les événements le permettent. On pourrait à la rigueur se contenter de le pratiquer avec des mèches de gaze ; mais il faut se garder d'employer celles que l'on imprègne de substances antiseptiques et en particulier d'iodoforme, car l'on peut avoir de graves accidents d'intoxication dus à l'absorption rapide et étendue de ces substances au niveau de l'immense surface lymphatique qu'elles avoisinent. Chez deux de ses malades, opérées pour des kystes séreux, Terrillon a noté ces accidents.

Une complication peu fréquente, signalée dans le cas de Talley après l'opération, est l'hémorragie de la poche; elle céda rapidement aux irrigations chaudes.

La statistique générale des cas de marsupialisation, appliquée aux kystes mésentériques, montre des résultats tout à fait favorables à l'adoption de cette méthode; d'après Braquehaye, elle a donné 93 pour 100 de guérisons; dans les rares cas où elle n'a pas réussi, on a souvent pu, à l'autopsie, déterminer la cause de la mort.

Mais, comme il n'existe pas de méthode de traitement qui puisse réunir absolument tous les suffrages, il fallait s'attendre à voir certains chirurgiens adresser des critiques à la marsupialisation. On a dit qu'elle exposait plus à la septicémie : on ne voit pas trop pourquoi, et il semblerait plus naturel que l'on visât par cette remarque les fautes d'asepsie opératoire.

Ce qu'il faut craindre le plus, c'est l'absorption de produits de décomposition au niveau de la surface marsupialisée, et nous avons dit par quelles précautions il convenait de les éviter ou de les combattre.

On a dit aussi qu'avec ce procédé la guérison était moins rapide ; il serait juste d'ajouter, mais plus sûre, qu'avec l'extirpation. On est bien obligé de reconnaître qu'à ce point de vue la marsupialisation présente quelques inconvénients, en particulier celui d'exiger des pansements ultérieurs qu'il faudra surveiller jusqu'au moment où la poche sera rétractée ; l'extirpation, suivie de réunion primitive, donnerait évidemment les plus beaux résultats si elle était toujours possible.

Un inconvénient post-opératoire que nous n'avions pas trouvé signalé est la production de tiraillements du côté de la cicatrice, à l'occasion des mouvements un peu étendus. M. Ruotte les a observés, et, chez son malade, ils ont cédé au massage et à l'exercice progressif.

Il peut éclater à plus ou moins longue échéance des symptômes d'occlusion intestinale. Löhlein intervint dans ces conditions et trouva, dit-il, des adhérences qu'il rompit. Dans l'observation que nous publions, ces phénomènes sont signalés deux fois ; ils se dissipèrent sans qu'il fût besoin de recourir à la laparotomie. Il ne faut donc pas être trop prompt à désespérer de la situation, et l'on peut adopter, comme règle de conduite, l'expectation armée.

Quant aux dangers ultérieurs d'éventration, ils sont communs à toutes les laparotomies et ne sauraient avoir rien de spécial à la marsupialisation ; nous n'en avons pas trouvé d'exemple.

Pourrait-on, dans le but d'abréger la durée nécessaire à la guérison, employer le procédé dit « par « capitonage », de Delbet ? Il n'y a aucune observation qui puisse servir à répondre à cette question ; cependant il semble, *a priori*, difficile de l'appliquer pour les véritables hématomes kystiques du mésentère, dont la paroi interne est irrégulière, tomenteuse. Peut-être pourrait-on y avoir recours dans les autres cas ; à l'observation ultérieure de répondre.

Comme nous l'avons fait pour la ponction et l'extirpation, nous énumérerons les principales observations de kystes hématiques du mésentère traités par la marsupialisation, avec l'indication des résultats obtenus :

**Ullmann**. — Laparotomie latérale. Ponction. Marsupialisation. Guérison.

**Bianchi**. — Laparotomie médiane. Impossibilité d'une énucléation. Marsupialisation. Guérison en soixante-cinq jours sans fièvre.

**Lücke**. — Laparotomie médiane. Fixation à la paroi. Ponction. Incision au thermocautère. Drainage. Guérison.

**Talley**. — Laparotomie. Marsupialisation. Hémorragie après l'opération cédant aux injections chaudes. Guérison en six semaines.

**Demons**. — Deux ponctions. Laparotomie médiane. Enucléation impossible. Ponction évacuatrice. Incision. Marsupialisation. Drainage. Guérison complète.

**Lôhlein**. — Laparotomie médiane. Résection d'une partie de la poche qui est fixée à la paroi et drainée. Guérison. Accidents d'occlusion intestinale nécessitant une laparotomie : on trouve quelques adhérences qui sont sectionnées. Guérison.

**Blnaud**. — Laparotomie médiane. Malgré les adhérences on passe des fils qui fixent la poche kystique à la paroi abdominale. Guérison.

**Ruotte**. — Laparotomie médiane. Ponction. Incision de la poche, fixation de ses bords à la paroi. Guérison.

# OBSERVATIONS

## I. Marsupialisation.

### OBSERVATION I (inédite)

Due à l'obligeance de M. le médecin major Ruotte.

*Hématome kystique du mésentère. — Marsupialisation. Guérison.*

Le nommé S., Jean-Marie, âgé de vingt-trois ans, soldat au 158e de ligne, entre à l'hôpital Desgenettes, le 30 juillet 1899, pour une tumeur de l'abdomen.

C'est un garçon vigoureux, exerçant avant son incorporation la profession de boulanger. Dans ses antécédents personnels ou héréditaires, on ne relève rien qui soit à signaler; en particulier, pas d'hémophilie; depuis deux ans qu'il est au service, il n'a pas fait de maladies.

Il s'est aperçu de sa tumeur il y a environ dix-huit mois. A la suite d'un exercice gymnastique assez violent, son ventre étant venu porter sur la barre fixe, il ressentit une douleur abdominale brusque, mais assez modérée ; son ventre enfla, dit-il, d'une façon générale et resta tel pendant quatre ou cinq jours, mais en lui causant si peu de troubles qu'il ne se présenta même pas à la visite; par instants, il ressentait une légère douleur et une gêne assez marquée, dans la course et dans les grands mouvements respiratoires.

Lorsque l'augmentation de volume générale du ventre diminua, il reconnut alors une tuméfaction localisée qu'il n'avait jamais aperçue auparavant. Elle était beaucoup moins grosse qu'au moment de son entrée à l'hôpital, comme une petite mandarine, par exemple, et elle resta telle pendant un an environ, sans le gêner suffisamment pour lui faire interrompre son service.

Vers le mois de février 1899, la tumeur se mit à augmenter notablement et d'une façon assez rapide, ou plutôt par à-coups; elle grossissait pendant deux ou trois jours, puis s'arrêtait et restait stationnaire, après quoi se produisait une nouvelle poussée; il ressentait alors une douleur peu intense, plutôt un sentiment de tension dans l'abdomen, avec quelques coliques sans diarrhée d'aucune sorte; les mouvements respiratoires étaient pénibles et la marche augmentait le sentiment de tension abdominale qu'il éprouvait. C'est alors qu'il se présenta au médecin de son corps qui le fit entrer à l'hôpital.

A l'examen, la paroi abdominale paraît soulevée par une tuméfaction volumineuse qui occupe surtout le côté droit de la région ombilicale, et devient beaucoup plus apparente lorsque le malade cambre les reins ; la peau, à la surface, est normale, et l'inspection la plus minutieuse ne fait découvrir aucun battement, aucun mouvement d'expansion.

A la palpation, on reconnaît immédiatement une volumineuse tumeur qui occupe toute la région qui paraît soulevée ; elle s'étend, en haut, à trois travers de doigt au-dessus de l'ombilic ; en bas, à deux travers de doigt au-dessous ; à gauche, elle dépasse la ligne médiane de deux travers de doigt, et à droite de quatre ; son volume paraît égaler celui des deux poings d'un adulte, sa surface est lisse, régulière, sans bosselure ; la consistance est absolument dure, ligneuse dans toute son étendue, sans portion plus molle, sans la moindre trace de fluctuation ; on ne perçoit ni battement, ni mouvement d'expansion.

La palpation de cette tumeur n'est pas douloureuse.

La paroi abdominale est mobile sur la tumeur, qui, à son tour, est mobile dans tous les sens, mais surtout latéralement : bien que sa portion la plus volumineuse soit à droite de la ligne médiane, on peut la repousser à gauche jusqu'à dépasser presque totalement la ligne blanche ; dans le sens vertical, les mouvements qu'on peut lui imprimer, pour être moins étendus, n'en sont pas moins très notables ; en déprimant fortement la paroi et en cherchant, pour ainsi dire, à passer les doigts au-dessous d'elle, il semble qu'on peut la soulever un peu.

Les mouvements respiratoires n'ont aucune influence sur elle.

A la percussion, faible ou forte, toute l'étendue de la tumeur est mate, complètement mate ; pas la moindre petite surface ne donne de sonorité ; par contre, on retrouve tout autour d'elle la sonorité normale de l'abdomen ; pas de traces d'ascite.

Le foie est normal, séparé de la tumeur par une zone qui résonne bien franchement sous le doigt.

La recherche du ballottement rénal est négative, la rate n'offre rien de particulier.

Toutes les fonctions sont normales, il n'y a ni sucre ni albumine dans les urines ; pas de troubles digestifs, à part quelques coliques de temps en temps.

*Diagnostic :* Tumeur du mésentère, probablement kystique et hémorragique à cause de son développement assez rapide et surtout saccadé ; la précision des dires du malade nous fait admettre une relation évidente entre le traumatisme qu'il rapporte et le développement de sa tumeur.

**Opération** le 4 août.

Incision de la ligne blanche dans une étendue de 15 centimètres environ, dont le milieu répond à l'ombilic. Le péritoine est très mince et se déchire facilement. La main introduite dans l'abdomen reconnaît de suite la tumeur, et son siège exact à la partie supérieure du mésentère ; elle est très mobile et peut facilement être amenée au dehors. Sa consistance est dure, ligneuse, comme serait celle d'une tumeur solide, d'un fibrome pur par exemple ; sa coloration est légèrement bleuâtre. Sa surface est sillonnée d'énormes veines turgescentes, qui y sont intimement appliquées par un péritoine mince, qu'il est absolument impossible de décoller, si peu que ce soit ; il semble faire partie intégrante de la tumeur. En examinant quels sont les rapports de celle-ci avec l'intestin, on voit qu'elle est contenue dans la concavité d'une anse grêle dont le bord interne ou adhérent est au contact immédiat de la tumeur ; on ne peut l'en séparer.

Bien qu'on ne perçoive aucune fluctuation, nous pensons néanmoins que notre diagnostic est exact, et nous pratiquons avec le gros trocart de Potain une ponction aspiratrice qui ramène un liquide brun chocolat, de nature évidemment hématique. Après avoir retiré environ 200 grammes de liquide, nous retirons le trocart, et maintenant la poche avec une pince hémostatique nous l'incisons dans l'étendue de 3 centimètres environ, après avoir protégé la cavité abdominale par des compresses. Le doigt introduit à l'intérieur reconnaît une paroi épaisse, dure ; la surface interne est tomenteuse, irrégulière, cède à un endroit en laissant écouler une nouvelle quantité de liquide analogue au premier. Le contenu était donc divisé en deux loges, par une cloison que le doigt vient de traverser.

Il nous semble difficile de réséquer une partie de la paroi, étant donné d'une part l'impossibilité de pratiquer le moindre décollement du péritoine, le nombre et le volume des veines qui sillonnent la surface de la tumeur ; d'autre part, on ne peut songer à enlever la portion qui se laisse le plus facilement amener au dehors, puisque c'est à celle-là que l'intestin adhère le plus intimement.

Nous fixons simplement la partie incisée à la paroi, au niveau de l'ombilic, et fermons le reste de l'incision par trois étages au catgut, un pour le péritoine, un pour le plan musculo-aponévrotique, un pour la peau.

Deux gros drains sont placés jusqu'au fond de la poche, et un grand pansement à la gaze stérilisée et à la ouate hydrophile recouvre tout l'abdomen.

Prescription : diète absolue; 10 centigrammes d'opium en vingt-quatre heures.

5 août. — Lait, eau de Vichy, 10 centigrammes d'opium.

6 août. — Même régime; 5 centigrammes d'opium.

10 août. — Même régime; on supprime l'opium.

Rien à noter jusqu'au 12 août; on défait alors le premier pansement, qui n'a pas été trop infiltré par les liquides excrétés par la poche.

La plaie est réunie, sauf au niveau du passage des tubes : on enlève tous les fils.

On provoque une selle par un lavement et on commence à alimenter l'opéré.

20 août. — On supprime un tube : la fistule donne toujours issue à un liquide brunâtre mélangé de pus, mais en très petite quantité; le pansement n'est fait que tous les quatre ou cinq jours; on pratique en même temps un lavage de la poche à l'eau phéniquée faible.

1er septembre. — Nous confions l'opéré à M. le médecin major Batut qui nous succède dans le service.

14 septembre. — Surviennent quelques accidents du côté des voies digestives, coliques assez fortes avec un peu de ballonnement du ventre, nausées, vomissements et constipation qui font craindre l'occlusion intestinale.

On prescrit la diète, la glace intus et extra, et 10 centigrammes d'opium.

15 septembre. — Les accidents sont calmés complètement et l'opéré se lève et circule toute la journée dans les couloirs de l'hôpital. Il a toujours un tube dans l'orifice qui conduit à ce qui reste de la cavité, mais ce tube est très court; la sécrétion est presque insignifiante.

Les mêmes accidents reparaissent encore une fois dans le courant d'octobre pour ne plus se renouveler depuis.

La fistule est fermée définitivement pour le 1er novembre. A cette date nous reprenons le service et retrouvons notre opéré. A la palpation on ne sent plus de tumeur, seulement une petite induration au niveau de l'ombilic, là où la poche a été fixée à la paroi.

L'état général est bon ; le malade ne se plaint que de tiraillements douloureux au niveau de sa cicatrice, dans les mouvements un peu étendus du corps, lorsqu'il se redresse, lorsqu'il veut cambrer les reins. Quand on le fait coucher sur le dos et qu'on lui dit de se redresser et de s'asseoir, il se penche fortement du côté droit pour exécuter ce mouvement. Nous lui prescrivons alors du massage journalier de la paroi abdominale, et des mouvements méthodiques et progressifs de flexion et d'extension du corps. Sous l'influence de ce traitement, ces tiraillements diminuent, de sorte qu'actuellement, janvier 1900, ils sont à peu près nuls, et la guérison peut être regardée comme définitive.

## OBSERVATION II (résumée)

Gino Bianchi, *Riforma medica*, nov. 1891.

*Hématome kystique du mésentère. — Marsupialisation. Guérison.*

R. A..., vingt-huit ans, entre à l'hôpital avec le diagnostic de tumeur abdominale.

Rien de particulier dans ses antécédents.

Après une chute qu'il fit dans un fossé (le ventre ayant buté sur un tonneau), apparurent une constipation habituelle, des troubles dyspeptiques, des coliques et de l'amaigrissement. Les souffrances durèrent pendant deux ans sans qu'il eût jamais recours à un médecin. Ce ne fut qu'après une dernière et forte crise de coliques accompagnées d'éructations, forte douleur dans la région périombilicale, constipation opiniâtre, météorisme, en somme tous les symptômes de l'occlusion intestinale, qu'il se décida à consulter un médecin.

A son entrée à l'hôpital, c'est-à-dire dix jours après le dernier accès, toutes les fonctions s'accomplissaient normalement. Il paraissait toutefois bien amaigri; yeux excavés, peau terreuse, aspect cachectique. Pas de douleur, mais sensation de tiraillement dans l'abdomen.

*Examen physique.* — On constate dans l'abdomen, sur la ligne médiane, une tumeur ovoïde, de la grosseur d'une tête d'adulte, lisse, résistante, indolente. Grande mobilité, surtout dans le sens transversal; la tumeur se déplace vers le diaphragme dans la position élevée du bassin. La main passe à plat entre la tumeur et le pubis. La tumeur ne suit pas les mouvements respiratoires du diaphragme.

A la percussion, la zone limitée par la palpation donne une matité égale, arrivant en bas jusqu'à la symphyse du pubis. En introduisant dans l'estomac des poudres gazogènes qui peuvent distendre l'intestin, on perçoit, à l'aide d'une percussion légère, une zone tympanique transversale due à la présence d'une anse intestinale entre la tumeur et la paroi abdominale. Pas de connexions manifestes de la tumeur avec l'estomac, le foie, la vessie. Sensation obscure de flot. Pas de frémissement hydatique. Aucun trouble de la miction; urines normales.

Le diagnostic de kyste hématique du mésentère fut posé, et l'opération fut indiquée pour délivrer le malade de sa tumeur et des troubles qu'elle engendrait.

Opération. — Anesthésie au chloroforme. Asepsie parfaite de la région. Sur la ligne médiane de la paroi abdominale, incision de 12 centimètres, 5 centimètres au-dessus de l'ombilic, 7 centimètres au-dessous. La tumeur se présente aussitôt, traversée en bas par une anse intestinale et sillonnée de veines à sa surface. Pas de connexions avec les organes voisins. Elle adhère par une large base à la région lombaire et se trouve située entre les feuillets du mésentère. Impossibilité d'une énucléation. On fait une piqûre pour donner issue au contenu; il sort 800 grammes d'un liquide épais de couleur chocolat. Nouvelle tentative de décortication, afin de faire une ablation totale. Impossibilité à cause de la large implantation de la tumeur. Large incision permettant de voir la cavité de la poche kystique et de retirer beaucoup de caillots. Comme le sac est grand, on en excise une bonne portion, et on fixe avec 16 points de suture les bords de la poche aux lèvres de la plaie abdominale. Lavages abondants avec la solution de sublimé à 1 pour 1000. Gaze iodoformée.

Suites opératoires. — Pas de fièvre, bon état général, fonctions s'accomplissant normalement. La cavité se réduisit peu à peu, et soixante-cinq jours après le malade quittait l'hôpital en parfaite guérison.

Examen de la paroi kystique réséquée. — Dure comme du parchemin en certains points, épaisse en d'autres, rosée, presque d'apparence couleur chair. Anatomiquement elle comprend deux feuillets, l'un superficiel, lisse, formé par le feuillet séreux du péritoine épaissi; l'autre profond, fibreux, plus épais, représente la paroi propre du kyste. Entre ces deux feuillets, existe du tissu conjonctif plus ou moins lâche, renfermant des vaisseaux nutritifs et entre ses mailles des amas irréguliers de cellules rondes. La face interne du kyste ne présente pas d'épithélium, autant qu'on peut le constater sur la préparation.

## OBSERVATION III (résumée)

Rudolf Ullmann, *Wiener medizinische Press,* 1896, nº 36.

*Hématome kystique du mésentère. — Marsupialisation. Guérison.*

M. S..., dix-huit ans, étudiante, célibataire, entre le 21 novembre 1894 dans la clinique du professeur Hofmolk.

Il y a neuf mois, elle vit se développer dans le ventre une tumeur siégeant dans la moitié droite de la cavité abdominale et située à hauteur et à côté de l'ombilic. Cette tumeur grossit peu à peu. Pas de douleur à la pression; aucune douleur spontanée ou provoquée par les mouvements du corps ou les efforts.

Six mois environ avant son entrée à l'hôpital, constipation opiniâtre, douleurs légères à l'épigastre, vomissements intermittents : cet état dure cinq semaines. Puis réapparition de selles régulières, suppression des douleurs au creux de l'estomac, bonne santé. Trois semaines avant son entrée, constipation considérable, douleurs et vomissements plus intenses qu'auparavant. Appétit disparu, plus de forces, anémie accentuée. De temps en temps la tumeur est le siège de douleurs violentes ou du moins est d'une sensibilité exquise à la pression.

Antécédents personnels muets. Fonction urinaire toujours normale. Jamais d'accouchement ni d'avortement. Règles régulières depuis l'âge de quinze ans. Jamais d'hémorragie des voies génitales. La malade aurait reçu jadis un coup au niveau du ventre.

A l'inspection de l'abdomen, dans le décubitus dorsal, le flanc droit présente un relief accentué. Peau normale, sans dilatation veineuse, non adhérente aux plans sous-jacents.

A la palpation, on remarque que ce relief répond à une tumeur intrapéritonéale de la grosseur d'une tête d'enfant, ronde, à surface lisse et de consistance élastique. Elle remplit le flanc droit, se trouve dans la paroi abdominale, si bien qu'on peut la palper jusque dans la région lombaire droite; au travers du muscle carré des lombes on peut percevoir un des pôles arrondis de la tumeur. En haut, celle-ci est difficile à délimiter du côté du foie ; ses autres bords sont facilement perceptibles, on les suit jusqu'à la ligne médiane et en bas, au-dessous d'une ligne horizontale passant par l'ombilic.

A la percussion, matité au niveau de la tumeur; à droite et en dehors, sur une zone de petite étendue, bruit sourd et tympanique assez net; à gauche, et au-dessous son à timbre tympanique élevé comme dans le reste de l'abdomen.

Mobilité considérable de la tumeur, que l'on peut refouler vers la ligne médiane ou l'hypogastre. Abandonnée à elle-même, elle reprend sa place primitive. Pas de douleur provoquée par ces mouvements.

Au toucher vaginal, utérus mobile, de situation normale. Pas d'empâtement, ni de tumeur dans la région.

Le diaphragme ne paraît pas refoulé. Rate et foie en position normale, non hypertrophiés. Pas d'épanchement dans l'abdomen. Le cœur et les poumons ne présentent rien de pathologique. Urines : réaction acide, nombreux sédiments, pas d'albumine ni de sucre.

*Diagnostic.* — Tumeur kystique de l'abdomen appartenant peut-être au mésentère à cause de sa mobilité.

Opération (26 novembre). — Anesthésie au chloroforme.

Incision de 8 centimètres suivant la ligne parasternale droite et commençant à deux travers de doigt au-dessous du gril costal. Incision de la paroi abdominale couche par couche, ouverture du péritoine non épaissi. Se présente alors une membrane arrondie, demi-sphérique, élastique, bleu vert. Au-dessus, une membrene lui adhère par un tissu cellulaire lâche ; elle est mince, richement vascularisée. Incision de cette membrane pour libérer le kyste sous-jacent : on constate la présence d'une anse grêle qui entoure complètement la tumeur et lui adhère intimement. Le gros intestin n'est point intéressé. Il s'agit donc d'un kyste situé dans le mésentère, auquel adhère une anse intestinale : le kyste ne peut donc être extirpé sans danger. Ponction avec un trocart : 1 litre de liquide rouge brun, trouble. Après élargissement de l'orifice de ponction, le doigt pénètre dans une cavité à paroi lisse qui s'étend à droite jusqu'à la colonne vertébrale. Incision de la paroi abdominale légèrement rétrécie : le kyste est suturé sur elle, on place un gros drain.

Examen du liquide : méthémoglobine, pas d'albumine, pas de sucre ; point de propriétés saccharifiantes, point de propriétés digestives. L'examen microscopique, par suite d'une méprise, ne put être fait.

Guérison lente. L'abdomen resta un peu douloureux dans les premiers jours jusqu'à la réapparition des selles qui, tout d'abord, ne furent obtenues qu'après lavement. Un seul vomissement après l'opération. La malade quittait le lit trois semaines après l'intervention.

Le kyste laissa d'abord passer un liquide clair puis purulent. Dès lors, tous les deux jours, nettoyage de la cavité avec une solution faible de permanganate de potasse, et, plus tard, avec de la glycérine iodoformée. Le 10 janvier, le drain fut retiré et la plaie se referma assez rapidement.

Le 25 janvier, la malade quitte l'hôpital. État général bon. Digestion et défécation normales. La plaie est fermée, l'abdomen n'est pas sensible à la pression, il est souple dans toute son étendue. Au-dessous de la cicatrice on sent toutefois, dans la profondeur, une résistance donnant la sensation de corde.

## OBSERVATION IV

Lücke in Frentzel, *Deutsche Zeitschrifft für Chirurgie,* 1892.

*Kyste sanguin du mésentère. — Marsupialisation. Guérison.*

Femme B..., vingt-quatre ans, entrée le 4 juillet 1889 à la clinique gynécologique de Strasbourg. Aucun antécédent personnel ou héréditaire à signaler. Bonne santé habituelle.

Réglée à dix-sept ans régulièrement, bien que les règles soient parfois fort abondantes. Mariée depuis un an, pas de grossesse.

Depuis janvier de la même année, elle a maigri ; elle présente une constipation opiniâtre. Depuis cette époque, elle a constaté une augmentation progressive de volume du ventre. Ses règles ne venaient que toutes les six semaines, pour durer quatorze jours, avec une abondance inaccoutumée. Jamais de douleurs, œdème à peine sensible. Constipation opiniâtre.

8 juillet. — Femme de taille moyenne, très anémiée, pas de fièvre. Rien aux poumons. Les bruits du cœur sont faibles mais purs. La malade paraît très affaiblie.

*Abdomen.* — Tumeur de la grosseur d'une tête de fœtus à terme, très élastique, ronde, manifestement fluctuante. Elle occupe la partie supérieure droite de la cavité abdominale s'étendant en haut dans l'hypocondre droit, en bas à un travers de doigt au-dessous du nombril. Elle est très mobile. Sous le chloroforme, on la mobilise très bien jusque dans les fosses iliaques des deux côtés de la ligne blanche et, à gauche, jusque dans l'hypocondre opposé au siège de la tumeur. Par contre, on ne peut la refouler dans la région du rein. Sa matité se continue sans interruption avec celle du foie. La surface de la tumeur paraît lisse, non verruqueuse au palper. Pas de pulsations. Rate normale. Pas d'ascite. Pas d'albumine. Matité hépatique normale. Pas de connexions intimes avec les organes génitaux. Utérus antéfléchi, petit, mobile. Les deux ovaires, perceptibles nettement, sont gros et mous, bien en place. Ils sont absolument indépendants de la tumeur.

8 juillet. — La ponction exploratrice donne une pleine seringue d'un liquide peu filant à l'air, séro-sanguin, qui, sous le microscope, présente de nombreux globules rouges, quelques globules blancs, mais on ne peut déceler ni des cellules bien caractéristiques, ni des éléments calcaires.

Le sang examiné est normal dans sa composition.

On décide une intervention chirurgicale.

*Diagnostic.* — Tumeur kystique de la cavité abdominale.

17 juillet — Opération. L'intestin est libéré par les laxatifs et un clystère. Un quart d'heure avant l'opération, on administre 10 gouttes de teinture d'opium en lavement. Bain. Lavage de la paroi abdominale. Désinfection au sublimé à 1/1000.

Sous le chloroforme, laparotomie médiane d'environ 15 centimètres de longueur, commençant à l'appendice xiphoïde jusqu'à environ 5 centimètres au-dessous de l'ombilic. Hémostase soigneuse et fixage du péritoine à la peau avec des pinces. Dans la plaie on aperçoit une tumeur lisse, luisante, gonflée, œdémateuse en un point (probablement à la suite de la ponction exploratrice). Par une pression légère sur la paroi abdominale aux côtés de l'incision, la tumeur s'énuclée facilement de la paroi et au-dessous d'elle se trouve une anse grêle. Elle est de la grosseur d'une tête d'enfant et elle a son siège entre les deux feuillets du mésentère. Elle est en haut nettement limitée par le foie.

La tumeur est fixée par des fils qui enserrent la tumeur et accolent l'un à l'autre les deux feuillets du mésentère au péritoine et à la paroi abdominale. Puis la plaie est refermée par des fils de suture, de façon cependant à laisser une ligne d'ouverture de 8 centimètres environ. Désinfection de la cavité abdominale avec une solution salicylique chaude, puis au sublimé (1/1000). Pansement à l'iodoforme.

Le soir, vomissements répétés. Abdomen non douloureux. Teinture d'opium deux fois 10 gouttes.

12 juillet. — Pas d'hyperthermie. Pouls de fréquence moyenne, assez fort. Ventre à peine douloureux à la pression. Pas de douleur vive de la plaie. Nourriture liquide. Opium.

13 juillet. — Le pansement est sec, les couches profondes sont seules un peu humides. Par une ponction exploratrice on obtient environ 100 centimètres cubes d'un liquide peu filant, brun, séreux, et dont l'examen microscopique, fait par von Recklinghausen, révèle de grosses cellules bourrées de noyaux jaunes comme dans les kystes ovariques. Etat général bon.

15 juillet. — Ouverture large de la tumeur au thermocautère et évacuation du liquide (1 litre environ). On place un gros drain dans la cavité kystique. Pansement à l'iodoforme. La surface interne du kyste est tout à fait lisse.

Le soir, le pansement, fortement détrempé, est renouvelé. Pas de fièvre.

16 juillet. — Le pansement est à nouveau traversé, mais la plaie ne présente pas trace d'inflammation. Après l'administration d'une cuillerée à soupe d'huile de ricin, selle abondante. Etat général bon, malgré la pâleur des téguments qui persiste après l'opération.

17 juillet. — Pansement renouvelé.

20 juillet. — Sécrétion moindre. Le drain peut toujours être introduit, de 11 centimètres environ, vers la colonne vertébrale.

25 juillet. — Etat général, état local stationnaires. La sécrétion du kyste est fort réduite. La paroi du kyste n'a guère proliféré et le petit doigt, introduit facilement par l'ouverture de passage du drain, permet de reconnaître un vaste espace libre. Pas de fièvre. Bon appétit. Selles assez régulières. La malade peut ainsi rester debout quelques instants.

28 juillet. — Badigeonnage de la cavité avec :

Teinture d'opium }
Alcool . . . . } *āā*

30 juillet. — La sécrétion, plus abondante, prend un caractère purulent.

8 août. — La malade quitte le service sur son désir. Elle conserve un drain de 8 centimètres environ.

Janvier 1890. — On apprend la complète guérison de la malade, qui a, sans inconvénient, repris ses occupations journalières.

## OBSERVATION V

(Binaud, *Gazette médicale de Paris*, 9e série, t. I, p. 229-231.)

*Kyste sanguin du mésentère. Marsupialisation. Guérison.*

Elie L..., âgé de vingt-quatre ans, charpentier, fut adressé à la clinique chirurgicale de M. le professeur Demons, le 10 février 1893, par le Dr Camus de Saint-Georges-de-Didonne.

Au mois d'août 1892 régnait une épidémie de dysenterie grave dans la garnison de la Rochelle, où Elie L. était soldat depuis le 15 novembre 1890. Elie L. vint vers le 20 août en permission chez lui, et là il fut pris de dysenterie.

Convalescent, il rentra au corps au bout de trois semaines environ, dans l'intention de demander un congé de convalescence. N'ayant pas été reconnu malade, il reprit son service pendant une vingtaine de jours; après quoi, il rentra à l'infirmerie, puis à l'hôpital avec le diagnostic de congestion du foie.

A l'hôpital, ascite qui fut ponctionnée, deux hémoptysies et des épistasis; peu de temps après, il fut réformé. Aucun renseignement sur la nature du liquide ascitique retiré à cette époque.

Elie L. réformé, revint chez lui le 16 décembre. A ce moment et après examen du malade, le diagnostic de cirrhose fut porté.

L'ascite, considérable, empêchait un examen méthodique des organes abdominaux, la matité remontait au creux épigastrique, le foie était repoussé en haut, le cœur gêné, il y avait de la dyspnée après les repas.

Malgré le traitement tonique et diurétique institué, les phénomènes de gêne s'étaient accentués; sur les instances du malade une ponction fut pratiquée, il s'écoula un liquide hématique très coloré : 2 litres environ ; des particules solides obstruèrent le trocart et il fut impossible de les refouler, d'assurer un écoulement suffisant du liquide.

M. le professeur Ferré voulut bien examiner au microscope ce liquide, dont la coloration venait de rendre le diagnostic hésitant, il n'y trouva rien autre chose que des globules sanguins,

Bientôt après, le volume du ventre s'accrut de nouveau, les régions ombilicale et hypogastrique devinrent douloureuses et on dut avoir recours à une nouvelle ponction, qui donna issue à 4 litres et demi d'un liquide très rutilant. L'examen de l'abdomen, pratiqué aussitôt après, ne révéla ni empâtement autour de l'ombilic, ni tumeur : la rate était légèrement augmentée de volume, le foie refoulé en haut sous les fausses côtes.

Le malade fut amené à l'hôpital deux semaines environ après cette dernière ponction, et voici quel fut le résultat de l'examen à son entrée dans le service du professeur Demons.

Facies amaigri, d'aspect terreux, les yeux enfoncés dans l'orbite ; le malade est sans force, et l'émaciation du thorax et des membres contraste singulièrement avec le volume de l'abdomen. Appétit nul, quelquefois des vomissements, constipation habituelle.

A la vue, on constate que le ventre est globuleux et qu'il présente une saillie médiane de forme arrondie ayant pour centre l'ombilic et séparée des régions voisines par un véritable méplat. La peau a conservé son aspect normal, pas de veinosités.

A la palpation, la peau est mobile dans toute l'étendue de l'abdomen. Les deux mains appliquées sur le ventre, le bord cubital en rapport avec le détroit supérieur du bassin peuvent s'enfoncer librement à une certaine profondeur ; par contre, au niveau de l'ombilic, on constate la présence d'une tumeur parfaitement lisse dans toutes ses parties et ayant pour centre la dépression ombilicale.

La percussion donne un son franchement mat sur toute la surface de cette tumeur, qui est bien limitée sur toute sa circonférence par une zone de sonorité intestinale : cette tumeur mesure environ 25 centimètres dans tous les sens, et elle est très peu mobile dans le sens transversal ; elle l'est davantage dans le sens vertical.

Le bord inférieur du foie ne dépasse pas le rebord des fausses côtes ; il est tranchant, et l'organe mesure 10 centimètres de hauteur sur la ligne axillaire. La rate est légèrement augmentée de volume.

L'examen des urines ne révèle rien de particulier. Le diagnostic de kyste fut porté ; M. le professeur Demons fut d'avis qu'il s'agissait d'un kyste du mésentère.

Opération, 13 février 1893. — Chloroformisation. Le champ opératoire, bien asepsié, est isolé par des serviettes phéniquées. Incision de 7 centimètres commençant à un travers de doigt au-dessous de l'ombilic et menée parrallèlement à la ligne blanche. Les différentes couches de la paroi sont successivement sectionnées au bistouri ; on arrive ainsi sur la tumeur, qui est incisée, sans décollement de la séreuse, par conséquent sans ouverture de la cavité péritonéale.

Il s'écoule aussitôt une grande quantité d'un liquide fortement coloré en rouge brun, mélange de lambeaux d'aspect blanc grisâtre et fibrineux. L'index, introduit dans la poche kystique, reconnaît que ses parois sont lisses, mais recouvertes en grande partie par des amas fibrineux. Ceux-ci sont détachés prudemment et amenés au dehors ; ils sont d'aspect membraniforme et de consistance molle. Lorsque la poche est à peu près évacuée, l'exploration digitale permet de reconnaître qu'elle est bien limitée, qu'elle ne renferme aucune partie dure et qu'elle repose profondément sur l'aorte et la colonne vertébrale. La quantité totale du liquide et des dépôts fibrineux peut être évaluée à 1 litre et demi.

Pour plus de sûreté et pour prévenir toute irruption future du liquide hématique dans la cavité abdominale, on marsupialise la poche, dans laquelle on introduit deux gros drains. Pansement légèrement compressif.

Réveil facile, pas de vomissements.

Du 13 février au 20 mars, pansements quotidiens avec la

solution de sublimé faible. L'appétit revient peu à peu. Pas de température.

Le 20 mars on enlève le drain à l'aide duquel on avait jusqu'alors fait des injections de sublimé, et l'on pratique une injection directement avec la seringue à hydrocèle, remplie de solution faible de sublimé (0,25 pour 1000); aussitôt, sensation de cuisson dans l'abdomen, puis syncope durant quelques instants et suivie d'une grande prostration.

Le drain est aussitôt replacé et on évacue tout ce qu'on peut du liquide injecté. Néanmoins le malade est pris de coliques et de douleurs, particulièrement dans la région ombilicale, qui s'est bientôt légèrement empâtée; quelques nausées, mais pas de vomissements.

Après trois jours d'une diarrhée persistante, le malade a été en proie à une constipation opiniâtre qui a duré trois semaines environ.

Puis le malade, qui pendant toute cette période était resté très abattu et avait considérablement maigri, a repris peu à peu ses forces. En même temps que l'état général s'améliore, l'état local devient de plus en plus satisfaisant. Les douleurs et le gonflement de l'abdomen disparaissent, la poche diminue.

Le 25 avril on enlève le drain; on introduit alors un crayon d'iodoforme dans le petit trajet fistuleux et on renouvelle ce pansement tous les trois jours.

Le 10 mai, la cicatrisation est à peu près complète ; on cautérise les derniers bourgeons charnus avec le crayon de nitrate d'argent, et le malade quitte l'hôpital à la fin de mai, complètement guéri ; les forces sont revenues, l'appétit est excellent, les selles régulières et l'état général est très satisfaisant.

M. le professeur Denigès a fait l'analyse du liquide retiré de la poche kystique :

Examen microscopique : Nombreuses hématies plus ou moins déformées. Quelques corpuscules graisseux. Débris cellulaires et granulations protéiques.

Examen spectroscopique : le liquide étendu de trois fois son volume d'eau présente nettement le spectre d'absorption de l'oxyhémoglobine sans hématine, ce qui indique que l'épanchement sanguin est relativement récent :

Examen chimique :

| | |
|---|---|
| Albuminoïdes (un peu de paralbumine). | 70 grammes. |
| Urée . . . . . . . . . . . . . . | 20 centigrammes. |
| Extractif . . . . . . . . . . . | 3,10 |
| Sels minéraux (chlorures) . . . . . | 6,80 |
| Résidu sec . . . . . . . . . . . | 80,10 |

L'examen des lambeaux retirés de la poche a montré qu'ils étaient constitués par de la fibrine.

Depuis l'opération, on a eu l'occasion de revoir ce malade à maintes reprises, et on a pu constater que son état général est allé en s'améliorant; il a repris, depuis six mois environ, sa profession de charpentier, la cicatrice opératoire est parfaitement résistante, et il peut fournir un dur labeur, sans trop de fatigue.

## OBSERVATION VI

(Arekion, th. Paris, 1891. — Talley, *Medic. Record.*, *New-York*, 1889.)

*Kyste sanguin du mésentère. — Drainage. — Guérison.*

Jeune fille de vingt-huit ans; constitution faible; a senti il y a deux ans, après attaque légère d'impaludisme, des douleurs violentes au niveau de la rate. En même temps apparaissait, au niveau de l'ombilic, à gauche, une petite grosseur. Un an plus tard, l'accroissement lent de cette tumeur faisait porter le diagnostic de kyste de l'ovaire. Mais on n'intervint pas. Santé bonne, à l'exception de légères irrégularités menstruelles. Mais bientôt la tumeur augmentant de volume, on vit apparaître des troubles de compression qui nécessitèrent une opération. Son abdomen présentait le volume d'une grossesse à terme. Matité partout, excepté dans les flancs.

Fluctuation manifeste. La tumeur plongeait dans la cavité

pelvienne, comprimant l'utérus en haut et à droite, quoiqu'elle en fût nettement séparée.

Urines normales.

**Laparotomie** le 29 août 1889. Ponction du kyste. On évacua 13 lit. 1/2 de liquide foncé mais translucide, albumineux, sans traces d'échinocoques.

Adhérences nombreuses et solides empêchant la dissection complète du kyste. Suture des bords de la poche kystique.

Le pédicule, large et épais, fut suivi à son origine dans la région lombaire gauche, près de la deuxième vertèbre lombaire à l'origine du mésentère. Son épaisseur nécessita la ligature, et on tira les fils à ligature hors de l'incision. Une hémorragie abondante céda à l'irrigation chaude. Drainage avec le tube de Keith. Utérus et ovaires sains. Pendant vingt-quatre heures, choc profond et prolongé. Température subnormale ; pouls à peine perceptible.

Injection sous-cutanée de nitro-glycérine. On réchauffa les extrémités ; traitement stimulant à l'intérieur.

Le quatrième jour, la température 104 degrés Fahr.

Pansement souillé par un écoulement foncé et fétide.

On mit alors un tube flexible, et on fit des irrigations dans la cavité avec la solution chaude d'acide phénique, ce qui amena un abaissement notable de la température (99° F.).

Depuis la guérison arriva peu à peu sans accident notable.

La plaie guérit en six jours, excepté au point où sortaient les ligatures, qui ne tombèrent qu'au vingt et unième jour.

Six semaines après l'opération, la guérison était complète.

## OBSERVATION VII (résumée)

Th. Arekion. Löhlein, *Klin. Wochens.*, 1889.

*Kyste du mésentère. Incision, drainage à la gaze iodoformée. Guérison.*

Femme, cinquante-sept ans. Santé bonne. Ménopause depuis

dix-sept ans. Depuis cette époque, malaises fréquents avec un peu de fièvre (38°,6). Douleurs abdominales tantôt à droite, tantôt à gauche, tantôt des deux côtés. Le ventre se développe peu à peu; la malade se cachectise.

Le kyste a le volume d'une tête d'adulte. Arrondi, remplissant le bas-ventre et la région ombilicale, dépassant à droite la ligne médiane d'un travers de doigt, il s'enfonce dans le petit bassin, en arrière et à droite de l'utérus atrophié et mobile. On n'arrive pas à sentir l'ovaire droit, le gauche est accessible. Matité étouffée par la résonnance intestinale. Sécrétion urinaire normale. Rien aux viscères thoraciques ou abdominaux.

8 janvier. — **Laparotomie.** On trouve une tumeur faiblement mais largement adhérente à la paroi. Par l'incision du sac, il sort un liquide clair, jaunâtre, séreux, puis muqueux, ressemblant à de la bile. Le sac va en arrière et à gauche jusqu'à la colonne vertébrale, il plonge dans le petit bassin et adhère aux côlons ascendant et transverse. Il est intramésentérique. On enlève une partie de la paroi, grosse comme la paume de la main. Le reste est suturé à la paroi avec de la soie et du catgut. La poche est bourrée de gaze iodoformée.

Guérison rapide. La température n'a jamais dépassé 37 degrés et le pouls 82. Pas de nausées.

11 janvier.—Pansement. Sérosité claire sans mauvaise odeur.

20 janvier. — Drain en caoutchouc à la place du drainage en fil de soie. Il va à 4, 5 centimètres.

Sortie de l'hôpital le 14 février.

Examen histologique : contenu, sang ; pas d'épithélium sur la paroi, mais tissu conjonctif avec dépôts de graisse.

Vers le 16 mars, après un repas copieux, vomissements abondants et persistants. Constipation opiniâtre; le lendemain, odeur fécaloïde des vomissements.

17 mars. — Nouvelle laparotomie. Le sac soudé à la paroi ne contient plus de traces de sérosité. Les parois de l'intestin grêle sont normales et mobiles, mais gênées par les adhérences du sac à la paroi. Ces adhérences sont sectionnées. Guérison rapide. Depuis, la malade a augmenté de 6 livres.

## OBSERVATION VIII

(Th. Arékion. — Cas de Demons.)

*Kyste hématique du mésentère. — Laparotomie. Marsupialisation. — Drainage en sac. — Guérison.*

Léontine P..., trente et un ans, lingère. Entrée le 20 novembre 1890. Santé bonne. Deux enfants bien portants.

En 1886, gêne dans la région épigastrique. Tumeur d'un très petit volume constatée par elle, elle augmenta peu à peu en descendant vers l'ombilic. En 1888, la tumeur aurait changé de situation et serait descendue dans l'hypogastre. En avril 1889, ponction, liquide brunâtre. En mai, deuxième ponction, liquide de même couleur.

*Etat actuel.* — Pas de gêne, pas de douleur. Tiraillement pendant la marche ; pas de douleur hépatique ; menstruation normale. Depuis deux mois, cependant, règles supprimées.

Tumeur abdominale, située dans les régions épigastrique, ombilicale et hypogastrique. Ovoïde, grosse extrémité en haut, dirigée obliquement en bas et à gauche ; mobile transversalement, surtout vers la petite extrémité de l'ovoïde. Cette tumeur est dure, de consistance égale dans tous les points accessibles ; en rapport en avant avec la paroi abdominale. Matité en avant ; rapports latéraux avec le côlon ; en haut avec le foie, dont on l'isole par la palpation au niveau du rebord costal ; on le limite de même à gauche sous le rebord costal ; pas de connexion avec la rate. Rapports du même côté avec l'estomac, refoulé en haut et en dehors, et avec l'angle gauche du côlon refoulé en dehors et en arrière.

En bas, elle repousse la paroi abdominale saillante en avant, descend jusqu'à un travers de doigt au-dessus du bord supérieur du pubis ; à ce niveau elle paraît se porter franchement d'arrière en avant et ne pas reposer sur le détroit supérieur, ni s'engager dans l'excavation. Fluctuation obscure.

Pas de trouble de la miction. Col de l'utérus légèrement abaissé et effacé, surtout dans la position antérieure; orifice entr'ouvert admet l'extrémité de l'index à 1 centimètre. Cicatrice à la commissure gauche du col, qui est légèrement ramolli. Cul-de-sac antérieur effacé, rien de particulier pour les autres.

L'utérus est mobile dans tous les sens. Par la palpation bimanuelle, mouvements de la tumeur et de l'utérus indépendants les uns des autres. Rien dans les trompes. Pas de déviation ou de flexion de l'utérus : toutes ces recherches sans douleurs. Quantité d'urine, observée du 25 novembre au 6 décembre, normale pour les vingt-quatre heures.

Opération, 12 décembre 1890. — Laparotomie médiane sus et sous-ombilicale (quelques centimètres de l'ombilic). Section de la paroi, mise à jour de la tumeur; nombreuses veines à sa surface.

Enucléation impossible. Aucune connexion avec le foie, la rate, les organes du bassin; la tumeur est adhérente à la région lombaire et incluse dans un dédoublement du mésentère. Ponction évacuatrice ; liquide de couleur chocolat, épais, mélangé d'un peu de sang : 500 ou 600 grammes. Après évacuation, incision : paroi épaisse de 1 centimètre, la face interne est mollasse, de couleur grisâtre par endroit, rougeâtre sur sa plus grande partie.

On fixe les bords de l'incision de la tumeur aux lèvres de l'ouverture abdominale ; lavage antiseptique à l'intérieur du kyste, drainage par mèches de gaze iodoformée et pansement.

13 décembre.—Vomissements chloroformiques, pas de douleur à la pression superficielle de l'abdomen, douleurs lombaires très vives, pas de fièvre.

16 décembre. — Plus de vomissements, douleurs lombaires très diminuées.

Température des jours suivants, le soir : le 18, 38° 8 ; le 19, 39° 8 ; le 20, 40° 1 ; rétention de liquide dans la cavité. Lavage sublimé. Deux gros drains dans les culs-de-sac latéraux de la poche; 21, 40° 4 – le 22, 40° 2. Etat général, désastreux ; délire pendant deux jours.

23 décembre, 40° 7. Paroi interne se sphacèle et s'élimine : on

enlève aux ciseaux des lambeaux sphacélés superficiels. Volume du kyste diminue.

6 décembre. — Sphacèle de la paroi interne et élimination croissante des lambeaux. Sillon d'élimination entre parois du kyste et parties sphacélées.

27 décembre. — Un peu de délire. T = 40 degrés.

31 décembre. — Délire diminue. — Toujours sphacèle de la paroi.

6 janvier 1897. — Amélioration de l'état général. T = 38 degrés.

9 janvier. — Partie interne de la poche se couvre de bourgeons charnus. Toutes les parties sphacélées, éliminées.

14 janvier. — Bourgeonnement de la paroi, fait saillie à l'extérieur sous forme d'un champignon aplati, gros comme une mandarine, sonore à la percussion : pansement compressif le fait rentrer dans l'abdomen.

Sortie le 19 février 1897. — Cicatrisation incomplète, le champignon effleure les téguments.

Etat général excellent. Depuis, guérison complète.

L'examen histologique de la paroi démontre qu'elle est constituée par du tissu fibreux, au sein duquel on trouve quelques vaisseaux.

## II. Extirpation

### OBSERVATION IX

*Kyste uniloculaire du mésentère* (Péan).

Diagnostic et traitement des tumeurs de l'abdomen et du bassin.

Mlle M..., vingt-six ans, arrive en mars 1876. Apparence d'une assez bonne santé, un peu lymphatique et anémique. — Renseigne imparfaitement sur les débuts de la tumeur ; elle a été reconnue il y a plus d'un an ; le médecin a déjà pratiqué une ponction et retiré 6 à 8 litres de liquide chocolat.

Abdomen de volume plus considérable que dans le cas d'utérus gravide à terme. Tumeur volumineuse, liquide, kystique, fluctuante, paraissant émerger du fond du bassin, remontant jusqu'au creux épigastrique, distendant fortement les flancs de chaque côté : son volume rend impossible la production de mouvements de latéralité ou de haut en bas. Surface lisse, unie, globuleuse, sans bosselure appréciable dans partie antérieure. Pourtant fluctuante. Sensation de flot facilement perçue, matité générale à la percussion. Sonorité tympanique dans les flancs : les doigts y trouvent des bosselures (anses intestinales).

*Diagnostic* : kyste de l'ovaire, probablement uniloculaire (pas de toucher vaginal).

Opération. — 14 mars 1876. — Incision de laparotomie médiane de 2 centimètres au-dessus du pubis jusqu'à 3 cent. au-dessus de l'ombilic. Parois minces, maigres, vascularisées. Péritoine adhère à la face antérieure de la tumeur ; on le décolle en rétractant les parois abdominales. On voit une tumeur liquide à contenu bien fluctuant ; la partie antérieure émerge de la masse intestinale qui lui est accolée. On rompt les adhérences antérieures pariétales, puis ponction : 6 litres de liquide brun jaune, louche. La tumeur naît du côté droit du rachis, de la profondeur du mésentère ; en bas, elle descend jusque dans le bassin dans lequel elle s'engage et refoule les ligaments larges en avant et en haut. Les intestins paraissent adhérents à la surface ou du moins ils y sont fixés par le péritoine considérablement distendu. L'énucléation de la poche, située dans l'épaisseur du mésentère dédoublé, est tentée, après que celui-ci a été ouvert par une portion de sa surface. Cette énucléation est très difficile, le tissu lamineux s'étant transformé en un tissu fibreux très solide et très résistant.

Il faut non seulement énucléer la poche du mésentère, mais encore la libérer du feuillet mésentérique lui-même sans léser les anses intestinales avec quelques-unes desquelles elle a pris des connexions très intimes. La difficulté fut surtout grande pour le cæcum et l'appendice vermiculaire.

La poche retirée, il fallut appliquer trois ligatures perdues, réunies en un faisceau, saisir dans un clamp et exciser au fer rouge un certain nombre de brides provenant des délabrements subis par la séreuse, assurer une hémostase parfaite et remettre les parties dans un état tel qu'on pût, sans danger, refermer le ventre sans former de pédicule.

Ovaire gauche normal. Toilette du péritoine droit : kyste volume d'un œuf, enlevé avec une portion de la trompe, ligature perdue. Poids du sac, 500 grammes. Son fond était végétant, recouvert d'un dépôt jaunâtre, comme sébacé.

Pas d'ascite. Les premières suites de l'opération furent simples. Dans le cours du second jour, fièvre, vomissements verts, météorisme : péritonite aiguë. Mort le 17 mars.

## OBSERVATION X

(Delmez, th. de Paris, 1891.

Hahn, *Berlin. klinis. Wochenschrift,* 1887.)

Fillette de sept ans et demi chez laquelle on a découvert accidentellement, il y a deux ans, à la suite d'un coup reçu sur le ventre, l'existence d'une tumeur abdominale, déjà grosse comme un œuf de poule. Mais antérieurement, depuis six mois, l'enfant était sujette à des accès de douleurs, débutant par des vomissements, s'accompagnant de constipation et de rétraction de l'abdomen. Pendant ces accès, qui empêchaient tout sommeil, la malade gardait toujours la même attitude accroupie, la tête appuyée sur ses genoux.

La tumeur, grosse comme une tête de nouveau-né, s'étend de la symphyse à l'ombilic ; elle est sphérique, lisse, élastique, un peu fluctuante, mate à la percussion, facile à isoler de toute part, mobile à la fois sous les téguments et dans la cavité abdominale en tous sens, et indolore à la pression. Une ponction exploratrice a donné issue à un liquide séro-sanguinolent. *Laparotomie.*

La tumeur comprise entre les deux feuillets du mésentère adhérait dans une petite étendue, à droite, au bord mésentérique d'une anse intestinale. Extirpation facile ; guérison sans accident. La tumeur qui contenait environ 400 grammes de liquide rouge, avait des parois épaisses de 4 millimètres enveloppées extérieurement par une membrane séreuse. A la face interne du kyste se trouvait un caillot plus gros qu'une noix, et quelques cordons filamenteux, longs de 1 centimètre, libres par une de leurs extrémités et que l'examen microscopique montra être des vaisseaux. La masse des parois était formée de tissu conjonctif dans les interstices duquel on voyait par places des amas irréguliers de cellules rondes. Vers l'intérieur le tissu conjonctif était plus lâche, plus vasculaire et les cellules rondes étaient plus nombreuses. Pas de traces d'épithélium ou d'endothélium nulle part, non plus de tissu ganglionnaire.

La persistance de vestiges vasculaires dans la cavité kystique incline Hahn à admettre qu'au début la tumeur était solide; c'était sans doute un lipome dont la fonte a été provoquée en même temps que l'hémorragie, par le coup reçu sur le ventre.

## OBSERVATION XI (résumée).

(Johannes Lauenstein, *Centralblatt für Chirurgie,* n° 34, année 1883).

### *Un cas de kyste mésentérique.*

Trente et un ans, mécanicien, entré à l'hôpital maritime de Hambourg le 11 août 1892.

En 1887, il avait souffert trois jours durant de douleurs au niveau de l'estomac, de coliques, de constipation. En 1889, il avait eu des selles sanglantes. Peu avant son admission à l'hôpital il fut à nouveau pris de diarrhée. La tumeur était de la grosseur de la tête et siégeait au milieu de l'abdomen entre l'ombilic et la symphyse. Elle était mobile, lisse, bosselée à droite et en haut, fluctuante. Elle ne présentait pas de connexion avec la vessie, bien qu'au premier abord elle en imposât pour une vessie pleine et dilatée. La ponction exploratrice révéla un liquide limpide rouge brun, riche en albumine, contenant des globules sanguins rouges et blancs, ne présentant ni microorganisme, ni fibrine, ni éléments urinaires.

On porta le diagnostic de tumeur du mésentère et après la parotomie on l'extirpa. Elle était recouverte par la séreuse et adhérente en cinq endroits différents : 1° avec une anse d'intestin grêle qui fut libérée et suturée en place; 2° avec l'appendice; 3° et 4° avec l'épiploon en deux endroits; 5° avec le pédicule appartenant à la racine même du mésentère descendant de la colonne vertébrale.

L'examen histologique de la paroi kystique fut fait sous la direction de Bollinger. Elle présentait quatre couches. La couche la plus externe présentait un tissu conjonctif vieux, en partie dilacéré avec de nombreuses cellules rondes. Puis venait la couche la plus résistante de la paroi composée de faisceaux conjonctifs solides parsemés de nombreuses cellules rondes et parcourues par quelques traînées capillaires lymphatiques et sanguines. En dedans de celle-ci venait une couche de tissu de formation nouvelle, présentant des fibrilles nombreuses et ténues, avec des celles rondes et des vaisseaux sanguins à mince paroi. La couche la plus interne était constituée par un filet de fibres conjonctives associées dans les mailles duquel se trouvaient des globules sanguins.

## OBSERVATION XII

(*Bulletin médical*, 1895, p. 539.)

Gross, *Diagn. et traitement des kystes du mésentère.*

Femme, quarante-neuf ans, entrée en juin 1892.

Pas d'antécédents, trois enfants bien portants. Règles normales depuis l'âge de dix-neuf ans.

Il y a quatorze ans, apparaît une petite tumeur, un peu à droite de l'ombilic, indolente, sans augmentation de volume. Sept ans plus tard, nausées fréquentes, régulières après chaque repas ; il y cinq ans, violentes douleurs dans tout l'abdomen, s'irradiant vers les cuisses et l'épigastre, intolérables autour de l'ombilic. Impossibilité de la marche ; constipation opiniâtre ; le décubitus dorsal accentue la crise ; deux ou trois vomissements dans la journée la calment un peu, mais les douleurs ne disparaissent que le lendemain, la constipation cesse en même temps. Pendant toute la durée de la crise, pas de modification de forme et de volume, ni de la tumeur, ni de l'abdomen. Crises se succédant à intervalles irréguliers depuis ces cinq années ; la dernière, il y a deux mois.

*Etat actuel.* — Femme maigre, décolorée, ne souffre pas, nausées ; selles irrégulières, mais bonnes.

Abdomen augmenté de volume, saillie médiane, au-dessus de l'ombilic, dans la région épigastrique. Aucune modification de la peau du ventre ; pas de douleur au palper. Tumeur de la grosseur d'une tête d'adulte, arrondie, lisse, sans aucune bosselure, légèrement fluctuante, d'une mobilité telle qu'elle semble rouler dans l'abdomen sans aucune connexion avec les organes ; abandonnée à elle-même, elle reprend son siège primitif.

Laisse libres les fosses iliaques et un espace de trois doigts au-dessus de la symphyse ; située un peu plus à droite qu'à gauche.

A la percussion, zone de matité de 14 centimètres de diamètre, dont le centre est un peu à droite de l'ombilic.

Tumeur intra-abdominale, disparaissant par la contraction des muscles de l'abdomen.

*Diagnostic :* kyste du mésentère (fluctuation, mobilité, tumeur à évolution lente, douleur sous forme de crise).

**Laparotomie** par Gross. Tumeur à parois blanchâtres ; on détache les adhérences contractées avec l'épiploron, puis ponction donne 2 litres de liquide brunâtre, contenant du sang. La tumeur est englobée par le mésentère qui lui forme pédicule vers la colonne vertébrale. L'énucléation est difficile et nécessite de nombreuses ligatures.

A la partie antéro-inférieure une anse intestinale est très adhérente à la tumeur et semble faire corps avec elle. Son décollement est pénible ; Gross attire à l'extérieur kyste et intestin et excise la poche. Il ne reste qu'un petit plateau du diamètre d'une pièce de 5 francs appliqué sur l'intestin ; un dernier essai de décortication réussit sans dommage pour l'anse intestinale. Le kyste peut être enlevé tout entier et le ventre refermé. La malade guérit.

## III. Ponction.

### OBSERVATION XIII

(Spencer Wells, *Diagnostic et traitement chirurgical des tumeurs abdominales*, trad. Keser 1886, p. 373. Citée *in* thèse Augagneur.)

*Kyste sanguin du mésentère.*

Femme soixante-trois ans. Depuis plus de trente ans début du kyste, petite tumeur de l'abdomen à droite qui s'est accrue lentement. Pendant dix ans, l'accroissement fut très lent, puis depuis quelques mois il a été rapide et la santé générale s'est altérée.

Segwick, en 1858, avait pensé à une tumeur du mésentère, Baker-Brown avait diagnostiqué une affection utérine et West un rein flottant.

Le 11 juin 1882, Sp. Wells intervient. Un peu d'ascite. Ponction du kyste. Les parois sont minces.

Issue de 3 litres d'un liquide trouble, rouge brun, inodore, renfermant de nombreux caillots sanguins et de la cholestérine. Le kyste a pris son origine dans les feuillets du mésentère, derrière le côlon ascendant. Spencer Wells ne draine pas la poche, se contente de la nettoyer et referme la plaie.

Tout va bien au début. Le 19 juin, la cicatrisation de la plaie est faite. T. = 38 degrés. P. = 90. Peu après, la peau prend une teinte ictérique, la malade s'affaiblit et meurt le 13 juillet.

L'autopsie ne put être pratiquée.

### OBSERVATION XIV (résumée).

(Thèse Deffains. — Bristowe, Clinical remarks on abdominal sanguineous cysts *(Lancet*, 1883, t. I).

*Kyste sanguin du mésentère. — Ponction. — Guérison.*

Jeune homme, vingt-huit ans, pas d'antécédents. Pendant un mois ou deux, symptômes abdominaux bizarres; peu après, apparition d'une tumeur abdominale volumineuse qui s'accrut rapidement, l'émaciant et l'affaiblissant.

Douleurs vives et paroxystiques.

A l'examen, abdomen volumineux rappelant celui des femmes arrivé au dernier stade de l'évolution d'un kyste de l'ovaire. Tumeur ovoïde située dans le côté gauche de l'abdomen, s'étendant des côtes au pubis et de la région lombaire gauche à 2 pouces et plus à droite de l'ombilic. Intestins refoulés à droite.

On crut d'abord à une tumeur maligne du foie. Toutefois, elle semblait plutôt en connexion avec la rate, le rein ou le péritoine. Elle n'était pas mobile; pas de bords bosselés; mal limités. Pas de trace du gros intestin en avant d'elle. Diagnostic impossible par les moyens ordinaires.

Ponction avec un gros trocart ; issue de 6 litres de liquide noir; l'examen microscopique montra que l'on avait affaire à du sang.

Quinze jours après, le malade peut se lever et se promener. Excellent état général.

Récidive : Deux mois après la ponction, le kyste est aussi volumineux qu'avant. Nouvelle paracentèse, même liquide, même quantité. Santé bonne, plus de récidive.

Huit ans après, la guérison de sa tumeur s'était maintenue complète.

## OBSERVATION XV (résumée).

(Thèse Deffains — Menziès, Abdominal tumours, *Lancet*, 1883)

*Kyste sanguin du mésentère. Ponction. Guérison après débâcle intestinale.*

Homme vingt ans. En décembre 1875, violentes douleurs abdominales intermittentes, plus fortes la nuit. Le malade, obligé de se rouler dans son lit, se trouvait soulagé par la position génupectorale. — Piqûre de morphine calmant la douleur, quelques vomissements. Constipation. Cet état dura six semaines émaciant le malade.

Apparaît alors une tumeur abdominale qui augmente rapidement de volume, entre l'ombilic et l'épigastre. Grosseur d'une tête fœtale ; tumeur ronde, élastique, rénitente ; atténuation des douleurs.

Ponction avec l'aspirateur. Issue d'un liquide brun rougeâtre. La poche n'ayant pu être vidée, nouvelle ponction trois jours après. Diarrhée noire, verdâtre, visqueuse, ressemblant au liquide de la ponction. Disparition de la tumeur et de la douleur. Retour à la santé.

Quatre ans plus tard, nouvelle attaque de douleurs qui cèdent à des injections de morphine. Santé parfaite depuis.

## OBSERVATION XVI (résumée).

(Thèse Deffains). Albutt, *Lancet* 1883

*Kyste sanguin du mésentère. Trois ponctions. Disparition complète de la tumeur après une débâcle intestinale abondante avec coliques.*

Homme, trente ans, tailleur. A l'entrée à Leeds general infirmary

(7 septembre 1882), douleurs dans l'abdomen et vomissements. Début des douleurs, il y a quatre ans après les repas ; on crut à de la dyspepsie. Réapparition des souffrances il y a cinq mois. Cette seconde atteinte accompagnée de vomissements dure dix jours. Plus tard, trois nouvelles attaques semblables s'accompagnant toujours de la présence d'une tumeur dure à l'épigastre, disparaissant toutes les fois, sauf après la dernière attaque. Bonne santé dans l'intervalle.

Dernière attaque, 18 juin 1882. La douleur force le malade à se tenir assis dans son lit : vomissements incessants, les liquides seul sont gardés, pas de douleurs quand son estomac était distendu par des liquides. Tendance à l'obésité. Muscles flasques et peu développés.

Au palper abdominal, tumeur arrondie dans la région épigastrique (située plutôt à gauche), s'étendant en bas jusqu'à l'ombilic et latéralement au-dessous des côtes. Elastique, mobile d'un côté à l'autre, elle s'abaisse dans les inspirations profondes ; pas de frémissement hydatique, ni ascite, ni œdème cutané.

D'après la percussion, elle ne paraît tenir ni au foie, ni à la rate.

Rien au poumon, ni au cœur, urines très colorées, riches en mucoses, température normale.

Régime tonique, repos absolu. Les symptômes diminuent. Le malade sort.

Rentrée le 15 novembre 1882. Tumeur volumineuse, ponction capillaire. Liquide brun noirâtre et visqueux, très albumineux,

30 novembre. Nouvelle ponction à 3 pouces au-dessus de l'ombilic, on retire 960 grammes de liquide semblable au précédent, présentant en masse une teinte verdâtre — Diminution de la tumeur.

13 décembre. — Nouvelle ponction à 1 pouce au-dessous de la première, on retire 1710 grammes du même liquide. La tumeur diminue surtout à droite.

16 décembre. — Troisième ponction, à 1 pouce et demi à gauche de la seconde, on retire 2460 grammes du même liquide. Affaissement immédiat de la tumeur qui n'est plus reconnais-

sable qu'à une pression forte dans la région épigastrique. La tumeur n'augmenta pas ensuite et le malade sortit en bonne santé le 20 décembre 1882.

Jusqu'au commencement de 1888, ni douleurs, ni vomissements. La tumeur apparut encore progressivement. En mars, attaques soudaines et violentes, douleurs abdominales, vomissements. Diarrhée avec selles noires et liquides. Depuis disparition complète de la tumeur et parfaite santé.

## IV. Documents anatomiques.

### OBSERVATION XVII

(Lannelongue, *Société anatomique*, 1885, 2e série, n° 10, pp. 11 et 12. Cité *in* th. Augagneur.)

*Hématome du mésentère*

Jeune homme de dix-neuf ans a reçu un coup de pied de cheval à l'épigastre. Perte de connaissance pendant une heure. Quelques heures après, ventre tendu, contact douloureux. Submatité au point contus, ni nausées, ni frissons. Pas de sensation de froid aux extrémités. P. = 81. Le lendemain, même état du ventre. Ni nausées, ni vomissements. Une selle non sanglante. P. = 105. Le soir, à 2 heures, vomissements biliaires et noirs. Le lendemain (troisième jour après l'accident) mort à 8 heures du matin.

Autopsie. — 1° Epanchement sanguin entre le péritoine et la couche musculaire;

2° Epanchements multiples de dimensions variables entre les feuillets de l'épiploon, vers la grande courbure de l'estomac.

3° Poche sanguine du volume du poing dans le péritoine, limitée par les anses de l'intestin grêle et le mésentère. Dans cette poche sang noir et coagulé. Quelques fausses membranes recouvrent la poche en certains points.

4° Péritonite généralisée. Liquide séreux purulent.

« La rapidité des accidents fait que ce cas ne peut pas être absolument considéré comme se rapportant à une tumeur du mésentère. J'ai cru devoir le citer parce qu'il fait entrevoir la possibilité de l'origine traumatique de certains kystes sanguins du mésentère. Cet hématome n'aurait-il pas pu devenir un kyste si la péritonite n'était venue précipiter les accidents? » (Réflexions d'Augagneur.)

## OBSERVATION XVIII

*Bulletin de la Société anatomique*, 1891, p. 203.

*Kyste du mésentère à contenu hématique.*

Trouvé à l'amphithéâtre par Potherat, prosecteur, chez une femme.

A l'inspection de l'abdomen, tuméfaction distendant les téguments, amincie, arrondie, volumineuse. Tumeur lisse, de consistance non uniformément molle, certains points paraissant parcheminés, nettement fluctuante mais sans sensation de flot; tension modérée; déplacée aisément dans le sens transversal, difficilement dans les autres.

Percussion : matité, contour arrondi, sonorité tout autour. Situation un peu à gauche de la ligne médiane, à la fois dans les régions hypogastrique et ombilicale et jusqu'à la région épigastrique. Adhérence de la tumeur à la paroi abdominale.

Par la palpation et la percussion aucune connexion avec foie, rate, organes du petit bassin.

*Diagnostic* : tumeur liquide du mésentère (kyste hydatique?). Tentative d'extirpation sans ouverture de la tumeur. Laparotomie médiane sus et sous-ombilicale. Destruction des adhérences au bistouri et à la sonde cannelée. En bas, les adhérences cessent. Adhérence entre le grand épiploon et la tumeur. Décollement des feuillets mésentériques qui entraînent l'intestin; énucléation de la tumeur manifestement incluse dans le mésentère, enveloppée surtout par le feuillet droit; les vaisseaux mésentériques étaient sur sa paroi gauche. Tumeur plus grosse qu'une tête d'adulte, sphérique, à paroi de consistance inégale. Pas de translucidité.

A l'ouverture, liquide et bouillie épaisse de couleur séreuse. « Il s'agissait d'une tumeur hématique à contenu partiellement liquide et partiellement solide. La partie solide était réprésentée par cette bouillie de caillots cruoriques dont une grande quantité est, comme vous le voyez, restée déposée sur la paroi. Celle-ci, *très friable*, n'a qu'une existence propre incertaine; elle est tapissée par des couches stratifiées, blanches, constituées par des caillots fibrineux. L'inégale répartition de ces caillots à la surface de la tumeur rend bien compte des inégalités de consistance à la surface. »

La femme ne paraissait pas avoir plus de quarante-cinq à cinquante ans. L'examen des viscères ne permet pas de trouver une cause probable de la mort.

## OBSERVATION XIX (résumée).

(Crespi, *Encyclopedia med. ital.*, série II, vol. III, partie 2).

*Hématome kystique du mésentère constaté à l'autopsie.*

Individu mort de méningite cérébro-spinale. A l'autopsie, on constate entre les feuillets du mésentère une tumeur kystique du volume d'une tête de fœtus, renfermant un liquide trouble, de couleur roussâtre. Cet individu avait séjourné deux ans auparavant à l'hôpital de la Consolation pour un coup de timon reçu dans le ventre.

# CONCLUSIONS

Les kystes sanguins du mésentère proviennent souvent des hématomes qui siègent entre ses feuillets ; ces hématomes sont généralement d'origine traumatique : il est possible d'affirmer cette étiologie d'après des faits récents. Le cas de M. Ruotte en est un bon exemple.

Dans les cas où les commémoratifs font défaut, le diagnostic de ces tumeurs est difficile. En se basant sur les troubles fonctionnels qu'elles entraînent et sur les caractères particuliers que nous avons essayé de présenter, on arrivera à déterminer leur siège mésentérique; la laparotomie exploratrice résoudra définitivement la question.

La laparotomie exploratrice permet d'instituer séance tenante le traitement chirurgical, le seul possible. La méthode opératoire de choix est la marsupialisation; elle n'a donné jusqu'à ce jour que de bons résultats, on la pratiquera en un seul temps avec ou sans résection partielle de la poche kystique ; l'extirpation sera délaissée à cause des dangers qu'elle présente; elle ne convient qu'à un petit nombre de cas très particuliers. La ponction doit être absolument rejetée comme moyen de diagnostic aussi bien que comme moyen de traitement.



---

# INDEX BIBLIOGRAPHIQUE


Albutt, The Lancet, 1883.

Arekion, Etude sur les kystes du mésentère (th. de Paris, 1891).

Augagneur, Tumeurs du mésentère (th. d'agrégation, Paris, 1886).

Bérard, Des hématomes du mésentère (th. de Paris, 1888).

Berkeley, Mesenteric cysts (in Annals of surgery, vol. XXVI, july-décember 1897).

Bianchi, Riforma medica, nov. 1891.

Binaud, Gazette medicale de Paris, 9e série, t. I, p. 229-231.

Braquehaye, Des kystes du mésentère (Archives générales de médecine, 1892, vol. II).

Bristowe, Clinical remarks ou abdominal sanguineous cysts (th. Lancet, 1883, t. I, p. 763-765).

Collet, Kystes du mésentère (th. de Paris, 1884).

Coppens, De la laparotomie suivie de drainage dans les kystes du mésentère (Bulletin médical, Paris, 1888).

Crespi, Encyclopedia medic. italiana, série II, vol. III, part. 2.

Deffains, th. de Paris, 1893-94.

Delmez, Kystes du mésentère (th. de Paris, 1891).

Demons, Voyez th. d'Arekion.

Duplay et Reclus, Traité de chirurgie, 2e édition.

Frentzel, Deutsche Zeitschrifft für Chirurgie, 1892.

Gross, Diagnostic et traitement des kystes du mésentère (Bulletin médical, 1895, p. 539).

Habersohn, Medical Society of London, 1885 (the Lancet, 1885).

Hahn, Berliner klinische Wochenschrifft, 1887.

Isembart Owen, Medical Society of London, 1885 (the Lancet, 1885).

Lannelongue, Bulletin Société anatomique, 1885.

Lauenstein, Centralblatt für Chirurgie, n° 34, 1893.

Löhlein, Berliner klinische Wochenschrifft, t. XXVI, 1889.

Lücké, in Frentzel.

Menziez, The abdominal tumours (the Lancet, August 1883).

Millard et Tillaux, Bulletin de l'Académie de médecine, Paris, 1880, 2e série, t. IX.

Péan, Diagnostic et traitement des tumeurs de l'abdomen et du bassin, 1er vol., 1880.

Potherat, Bulletin de la Société anatomique, 1891, p. 203.

Richet, Union médicale, 17 juillet 1877.

Rouiller, th. de Paris, 1885.

Smith (Gilbart), Medical Society of London, 1885 (The Lancet, 1885).

Spencer Wells, Diagnostic et traitement chirurgical des tumeurs abdominales, trad. de Keser, 1886.

Talley, Removal of a cyst of the mesentery (Medical Record, New-York, 1889).

Ullmann (B.) Wiener medizinische Presse, 1896, n° 36.

Williams, The Lancet, 1885, Medical Society of London, 1885.

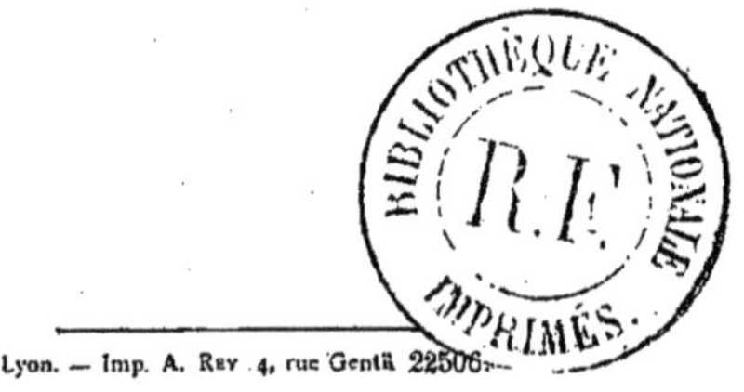


Lyon. — Imp. A. Rey 4, rue Gentil 22506.

www.ingramcontent.com/pod-product-compliance
Ingram Content Group UK Ltd.
Pitfield, Milton Keynes, MK11 3LW, UK
UKHW020934180726
13838UKWH00002B/936

9 782329 115634